Rose Daby Diene

Les dessous d'un poste de santé

Rose Daby Diene

Les dessous d'un poste de santé

Entre illusion et réalité

Éditions Muse

Imprint
Any brand names and product names mentioned in this book are subject to trademark, brand or patent protection and are trademarks or registered trademarks of their respective holders. The use of brand names, product names, common names, trade names, product descriptions etc. even without a particular marking in this work is in no way to be construed to mean that such names may be regarded as unrestricted in respect of trademark and brand protection legislation and could thus be used by anyone.

Cover image: www.ingimage.com

Publisher:
Éditions Muse
is a trademark of
Dodo Books Indian Ocean Ltd., member of the OmniScriptum S.R.L Publishing group
str. A.Russo 15, of. 61, Chisinau-2068, Republic of Moldova Europe
Printed at: see last page
ISBN: 978-620-3-86653-7

LES DESSOUS D'UN POSTE DE SANTÉ

Personnages

Olivia : la narratrice

Ramsès et Soraya : les Co stagiaires d'Olivia

Samba : l'infirmier chef de poste

Demba, Idrissa, Ndiouffa : les personnels hommes formés par Demba

Dibor : matrone et belle-sœur de Samba

Sonia : la fille de Dibor

Rama: la matrone

Diarra : l'agent de santé communautaire

Rabia : la sage-femme

Sokhna : la pharmacienne

Safia : la dépositaire

Mohamed : le gardien du poste de santé et époux de Marème

Marème : la ménagère du poste santé et épouse de Mohamed

Oumy : amie de Katy femme de Samba

Katy : femme et prétendue ex-femme de Samba

Awa : la ménagère du centre de santé

Bilal : le second du chef de village

Fodé : l'ami et ex de Diarra et prétendant de Dibor et Ramsès

Cheikh : ami de Samba et petit ami de Soraya

Samir : l'ami de Demba et petit ami de Soraya

Nafissatou : la petite copine de Samir et amie de Ramsès

Betty : la petite copine de Samba

Ngora : petit ami de Rama et de Dibor

Chérif : petit ami de Dibor

Anne Sophie : mon ami et stagiaire sage-femme dans un autre poste de santé

Bijou : la responsable sage-femme du poste de santé d'Anne Sophie

Chapitre 1

Il était une fois je devais me rendre en stage rural. Tout ne s'était pas déroulé comme je le voulais car remplis d'imprévus. Premièrement notre école de science infirmière et obstétricale nous avait complétement laissé aux dernières heures à propos des transports. En fait il nous avait promis de nous amener jusqu'à destination mais à ma grande surprise nous devons nous y rendre de par notre propre moyen à nos villages respectifs. Bref je ne voulais pas y aller mais je n'avais pas le choix, un samedi donc, il me restait que quarante-huit heure.

Comme à mes habitudes j'avais discuté avec mes co-stagiaires de notre voyage. Elles m'avaient certifié qu'elles étaient sur le coup et qu'elles m'informeraient avant la fin des quarante-huit heures. En attendant leur appel je mettais rendu au supermarché pour faire mes achats de voyage d'un mois.

Je ne savais pas ce qui m'attendait là-bas.

Comme d'habitude ce que je craignais arriva, Soraya l'une de mes Co-stagiaires me fis part qu'elle n'avait aucune idée de comment se rendre au village.

Au fond de moi derrière le téléphone, j'étais désemparée mais je me devais de garder mon calme. Aussitôt que j'avais terminé, j'ai appelé mon oncle pour avoir plus d'information sur le village. Il me mit en relation avec Bilal, le second du chef de village et m'indiqua la démarche à suivre.

Les quarante-huit heures terminées, tôt le matin, j'avais pris ma valise de deux tonnes de nourriture, embrassé ma famille et quitté le domicile familial pour l'inconnu.

Cette journée n'était pas facile et la veille, il s'était mis à pleuvoir expliquant la hausse des prix du transport.

N'échappant pas aux heures sénégalaises, j'étais venue deux heures avant Soraya. L'attendant dans le bus qui avait pris presque plus de trois heures avant de prendre la route avec un moteur dedans.

C'était le début d'un long voyage d'où chaque trente minutes, le chauffeur s'arrêtait pour faire la révision du bus en plus de se faire arrêter à chaque fois par des policiers véreux qui se satisfaisaient d'un billet de cinq cent franc cefa ou de mille franc cefa.

Je pouvais résumer ce voyage comme un voyage sur mouvementé.

Arrivée à destination, Soraya et moi nous n'en étions pas à la fin de nos peines. Nous avions dépassé de loin voir même des kilomètres notre destination. Nous nous étions retrouvées dans un coin perdu. Avec nos valises, les gens nous regardaient et nous narguaient accentuant notre peine. Nous avions réalisé qu'on avait raté notre destination, le stress et la peur montaient, Soraya s'était emportée et avait abandonné sa valise en s'écriant qu'elle en avait marre et désirait rentrer chez elle.

A côté d'elle, je voyais ses larmes coulées le long de son visage fin. Je me sentais inoffensive, perdu mais je ne pouvais pas m'y résoudre à ça.

La situation était telle ingérable, Soraya ne voulait plus rien entendre, quoi qu'étant mon aînée, j'avais réalisé à quel point j'étais plus forte émotionnellement. Dans ma tête, rentrer n'était pas une solution envisageable après tout le trajet d'où j'avais dû transporter mes deux tonnes de valise sans l'aide de personne.

Soraya insistait dans sa lancée à vouloir rentrer et je lui avais répondu que si elle le voulait vraiment qu'elle pouvait y allé car pour moi c'était hors de question de rebrousser chemin, qu'aujourd'hui par A ou par Z j'allais et je devais atteindre le village d'affectation. Sur mes mots, ne savant plus quoi faire elle avait décidé appeler le directeur pour lui faire part de la situation et lui avait raccroché au nez par mécontentement. J'étais déjà stressée et tout ce qui m'intéressait, c'était de savoir comment se rendre dans le village et puis zut, le directeur m'avait appelé pour savoir l'état de la situation, en pleine négociation pour calmer Soraya et discuter de la démarche à suivre, j'avais demandé au directeur de raccrocher en plus qu'il me fournissait de mauvaise information sur la destination et que j'allais sûrement trouver une solution pour nous y rendre au village et qu'arrivée j'allais le rappelé. Exceptionnellement j'avais dû garder intacte mon sang froid. J'étais focus pour trouver une solution coûte que coûte.

Une chose m'énervée, le comportement de Soraya, je n'en pouvais plus et pour me détendre et changer d'idée, je lui avais confié ma valise pour me rendre dans une supérette à côté de la station d'essence. J'y étais entrée et j'y étais restée faire certains de mes achats pour un bon moment environ d'une vingtaine de minutes. J'y étais sortie pour constater un calme d'apaisement, bon pour la réflexion et nous avions pu trouver une personne qui nous avait mis en contact avec un car qui nous avait amené par la suite jusqu'à destination ou enfin presque je pouvais me dire.

Enfin nous étions arrivées, quel soulagement ! Un peu plus sur la route j'aurais pété les plombs parce que j'avais géré trop de chose.

Vue d'ensemble le village n'était pas trop mal, les habitats étaient faits de ciment et de briques, certaines toitures en zinc, d'autres en dalles. Comme tous les villages, il y avait des arbres mais pas comme tous les villages, il y avait un marché, un dibiterie, des boutiques, une mosquée, une école, des services de transferts d'argents, un marché hebdomadaire, des boutiques de prêts à porter, une boulangerie, un radio etc.... En somme un village moderne.

Soraya était toute au sourire comme si de rien ne c'était passé...

Arrivée au poste de santé qui était à côté du centre de santé d'où nous devrions être loger pour un mois quinze jours, nous avions eu un bon accueil et escortées jusqu'à notre chambre pour nous reposer du voyage qui avait été éprouvant.

Au centre de santé nous avions pu faire la connaissance de Samba l'infirmier chef de poste, de Demba, d'Idrissa, Ndiouffa, ses assistants, de Dibor, Diarra et Rama ses assistantes, de Mohamed et de Marème les époux gardien et ménagère qui vivaient dans la dépendance du centre de santé.

Comme nous le disons au Sénégal « ngane bur leu » l'invité est roi, nous avions bien dîné d'un sandwich puis accompagné d'une bouteille de boisson.

A peine reposer, je m'étais permise d'informer le directeur de notre arrivée sur place et à retour de réponse, il m'avait annoncé que nous aurions une autre co-stagiaire de plus mais infirmière comme moi. J'avais pris cette nouvelle comme naturelle mais dans ma tête cela demeurait un handicap majeur car étant de la troisième année et étant plus âgée, mon champs de performance en pratique allait être réduite.

Mes craintes avaient été confirmées, à l'arrivée de Ramsès, ma co-stagiaire qui avait commencé en même temps que nous après son arrivée. Je faisais mine de rien mais cela avait un réel impact sur ma morale. A plusieurs reprises j'avais songé à prendre mes jambes au cou et retourner chez moi.

En somme je n'avais pas le choix, au début je la secondée dans la pratique en lui servant du coton, de l'alcool ou de la bétadine jusqu'à que je m'étais rendue compte qu'elle n'était pas différente de moi, que mon rôle était autre que de la servir, j'étais tout de même une étudiante en science infirmière et pas une aide ou une assistante infirmière. Je savais que j'avais un sérieux problème mais je savais que je devrais y remédier.

Décidément, placer des voies veineuses était mon réel problème et puis j'avais pris mon courage à deux mains et j'en avais parlé à Diarra, Soraya, Rama et à Ramsès. Et depuis lors, je m'étais activée dans la pratique en solo, je ne me forçais plus à rien. Nous ne pouvons concurrencer l'expérience mais se faire sa propre expérience avec son rythme.

Néanmoins sur le point de vue pratique nous n'étions pas de fleuve calme, la maison ressemblait au chute du Niagara, trop de tension. Si c'était le lac de Guier, ça aurait pu alimenter tout le Sénégal en électricité.

Des conflits externes et internes, deux clans et plusieurs clans internes. Le chef de poste qui était le seul infirmier dans le poste du village avait un conflit avec la sage-femme Rabia. Leur conflit était telle que cela pourrissait l'ambiance du district de santé. Ne pouvant pas rester dans ce floue, j'avais demandé à Demba qui avait pris le temps de m'expliquer que Samba avait beaucoup trop laissé faire Rabia au point qu'elle eut pensé être plus apte à gérer le poste de santé.

Nous voilà au milieu d'un tourbillon, une guerre sans merci. Le district manquait énormément de matière première. Rabia détenait tous les matériels de soins de la salle de pansement avec l'association de la gestionnaire de stock, la pharmacienne Sokhna, de Sophia la dépositaire et vendeuse de tickets.

Faute de matériel, mon premier pansement a été un calvaire, la salle de soin ne contenait qu'un tambour de coton vide, pas de gants, ni de bétadines et pas de compresse non plus. Ne pouvant pas m'y faire à cette rudimentarisation, j'avais dû emprunter le matériel nécessaire pour exécuter un bon pansement. Pour moi cette situation ne devrait jamais se répéter et sur le coup j'étais allée en parler avec Rabia qui m'avait aussitôt remis le nécessaire, une action simple comme un bonjour.

Et une question me mordillait l'oreille à savoir pourquoi laisser la salle de soin vide s'il suffisait de demander le matériel nécessaire. Cette fois ci pour avoir une réponse concluant je m'étais adressée à Idrissa qui m'avait informé qu'il n'adressait pas la parole à Rabia parce qu'elle était une profiteuse, une belle bordelle en ses termes.

Dans quoi je m'étais fourrée, le coup était déjà parti.

Samba le chef de poste était impuissant et malade d'où même le jour de notre arrivée au poste, il était sous perfusion dans sa chambre. Dibor, la femme qui nous avait accueillis, s'était présentée comme étant sa sœur lointaine. C'était elle-même qui nous avait fait entrer dans la chambre de Samba pour les présentations et c'était elle aussi qui nous avaient fait part de son état de santé ainsi que les recommandations en gros le règlement intérieur du centre santé de pour ne pas être en mal avec Samba.

A notre arrivée, nous avions pensé que c'était la femme de Samba vue la proximité entre eux deux, mais par la suite Dibor nous avait confié être la belle-sœur de Samba, qu'elle avait divorcé avec son frère et que de cette union, elle avait eu Sonia sa petite fille. Son divorce était tel difficile que Samba son beau-frère l'avait amené au Maroc pour se remettre car elle sortait d'un procès psychologiquement éprouvant pour la garde de Sonia, sa petite-fille. Que Samba avait été abandonné par sa famille parce qu'il l'aurait soutenu en l'assistant en lui trouvant un avocat. De ces dires sa vie avec son ex-mari était un calvaire et qu'il était témoin de ses souffrances. A son retour du pays, Samba l'aurait proposé de venir vivre au centre de santé avec sa fille pour se changer les idées étant donné que sa mère était une femme d'affaire et ne restait pas beaucoup dans le pays. Son histoire m'avait profondément touché parce qu'au fond dans ce centre chacun avait une histoire qui lui était propre et un vécu. Par exemple Samba avait eu une première femme d'où il avait eu un petit garçon et récemment avant notre arrivée, il avait répudié sa nouvelle femme, Katy qui selon les dires de Dibor attendait un enfant de lui.

Dibor, je l'appréciais bien mais elle passait tout son temps à chanter les louanges de Samba ce qui saoulé la maison et sa jalousie envers Samba nous laisser penser à une forte affection envers lui qu'elle niait systématiquement en disant que cela ne se faisait pas de passer de frère en frère avec un enfant et surtout après un divorce.

N'étant pas une personne qui aimait mâcher ses mots, elle nous avait confié que la dispute entre Samba et Katy avait été déclenchée par une histoire de perruque de trois cent mille franc cefa que la femme voulait coute que coute qu'il lui achète. Au refus de Samba, la dispute avait éclaté et sa femme avait pris ses affaires pour rentrer chez elle.

Une version difficile à croire qui me faisait douter qu'une anguille était sous la roche ou dans l'eau mais définitivement ce n'était pas mes affaires.

De la bouche de Samba était sortie, le nom de Katy sa femme comme étant une personne égoïste et paresseuse qui ne savait pas s'occuper d'un homme. Malgré moi, je me devais d'écouter des choses qui ne me regarder pas. En plus étant au téléphone tout le monde pouvait entendre ses discussions parce qu'il criait haut et fort que Katy ne retournera plus jamais dans sa maison, qu'il avait divorcé d'elle et qu'il le chasserait elle ou ses oncles s'ils osaient remettre les pieds dans sa demeure.

Tant de rancune me restait perplexe que c'était-il vraiment passé entre ces deux-là.

Marème la ménagère et femme du gardien Mohamed habitant dans la dépendance du centre, nous avait confié que leur problème était autre qu'une affaire de perruque mais une affaire d'infidélité. J'en avais douté un peu de cette possibilité ensuite elle avait rajouté que Dibor, la prétendue belle-sœur de Samba qui se vantait de la connaitre mieux que les autres n'avait jamais rencontré Katy, qu'elle était venu dans le centre après le départ de la femme de Samba et qu'elle ne pouvait que raconter ou inventer ce que pouvait lui dire Samba.

Une histoire qui ne me regardait pas au début mais d'où j'avais eu plusieurs versions et c'était là que j'avais compris qu'on ne décidait pas de se mêler de ce qui nous regarder pas mais que c'était ce qui nous regardé pas qui se mêlait de nous.

Chapitre 2

Samba était un homme très généreux qui offrait à tout bout de champs ses services et son argent car il n'aimait pas voir son entourage dans le besoin sans pouvoir y remédier. C'était un homme à meuble, il avait équipé son salon et sa chambre au point que toutes les femmes seraient envieuses d'avoir un tel homme à leur côté pour s'accaparer de tous ces matériels, meubles et services vaisseliers. Néanmoins, j'avais déjà trouvé chaussure à mes petits pieds et j'observais la scène de loin. Dibor n'aimait pas que Samba puisse être en compagnie des filles et s'en prenait souvent à Rama disant qu'elle charmait Samba voir même qu'elle entretenait des rapports intimes. De jour en jour, la vie dans la maison devenait troublante et intrigante, secret après secret se dévoilèrent.

Samba connu pour sa générosité qui Dibor faisait toujours ses éloges, détestait l'un des amis de Samba qui se nommait Cheikh qu'elle considérait comme un profiteur qui ramenait toujours quelques choses chez lui en rentrant. Comme elle l'avait minutieusement raconté, cette scène s'était déroulée devant nos yeux, il avait demandé à Samba de lui offrir les fauteuils de sa chambre et celui-ci c'était exécuté de lui céder. Mais cette fois ci comme presque tous les hommes qui faisaient passage au centre, il avait jeté son dévolu sur Soraya.

Soraya, ma co-stagiaire n'était pas blanche comme neige. En plus d'être une allumeuse, elle fréquentait beaucoup d'hommes et par-dessus le marché, elle sortait avec l'un de mes amis qui se nommait Samir. Il était beau garçon et très attirant. Soraya l'aimait beaucoup et parfois, elle le soutenait financièrement. Ramsès trouvait cette situation dubitative et alarmante en fin du compte, ils se trompaient mutuellement, Samir était plus âgé, il avait beaucoup de copines dont Nafissatou amie de Ramsès, en plus de demander de l'argent à Soraya. Quant à Soraya, elle était plus jeune, de l'argent que lui donné ses plusieurs copains, elle en donné à Samir son petit ami.

Qui suis 'je pour m'en mêlé si cette vie leur correspondait.

Cheikh faisait son charme à Soraya qui n'avait pas refusé pas ses avances et s'était même échangés leur numéro. La relation était déjà scellée à l'abri de tous les regards et personne ne s'en était doutée jusqu'à que Dibor n'ait révélé le pot au rose.

Même moi je ne m'étais pas rendue compte que ces deux-là sortaient ensemble officiellement, qui l'auraient cru à une simple plaisanterie ils se sont mis en couple rapide à mon gout.

Un soir, Cheikh et Soraya discutaient au téléphone, Soraya avait mis le haut-parleur et par curiosité Ramsès avait demandé à Soraya de lui demandé quelle relation familiale Dibor et Samba entretenait réellement. Cheikh lui avait répondu qu'elle n'entretenait pas de rapport familial avec Samba et que comme lui qu'ils étaient des inconnus qui se sont liés des liens d'amitiés. Soraya n'étant pas convaincu lui avait redemandé si Dibor était la belle-sœur de Samba et Cheikh lui avait répondu en lui disant que Dibor n'était pas la belle-sœur de Samba, qu'elle n'avait jamais eu de mari et qu'elle avait eu un enfant hors mariage. Que son père l'avait chassé de la maison et insisté en disant que Dibor était une fille de mauvaises mœurs. De ses mots, Samba par pitié il l'avait accueillie et protégé elle et son nouveau-né dont tout le monde ignorait le père. Pour couronner son récit, répondant à la question de Soraya, il avait ajouté que Dibor n'était jamais allée au Maroc pour surmonter son divorce et que ni elle ni sa mère ne s'étaient aventurées hors du pays. Soraya ne s'était pas arrêtée là et lui avait demandé si elle avait de la famille en ville et Cheikh à son tour avait répondu que jamais.

L'histoire devenait troublante qui était réellement Dibor, était-elle la maitresse de Samba sachant qu'il ne pouvait pas être le père de sa fille Sonia parce que la petite était de teint claire comme une tomate et samba noir comme du charbon.

Quelle relation entretenait-elle avec Samba, disait-elle la vérité ou nous remplissait-elle d'illusion de mensonges mais l'ignorant, je ne pouvais faire de conclusion hâtive.

Certes pour moi, il y avait eu trop de révélations qui me poussaient à douter de Cheikh, un homme qui pouvait autant ouvrir sa bouche face à une inconnue.

Soraya et Ramsès avaient la bouche béante et commençaient à critiquer Dibor comme une fille de mauvaises mœurs et menteuse. Mais pour moi les questions se multipliaient car Cheikh pourrait aussi être un menteur vu que leur rapport avec Dibor était en dent de scie, ce qui me laissait penser vue leur animosité qu'ils étaient déjà sortis ensemble dans le passé. Qui sait je n'aurais pas cette information, dommage, mais Dibor ne paraissait pas d'une fille frivole. J'y mets un trois point de suspension.

Comme étant des stagiaires nous ne faisions pas de bruit sur cette affaire et la vie avait continué comme avant mais cette fois ci avec une graine d'attention et un peu de recul sur vie dans la maison.

Les jours s'avançaient et de jour en jour, j'arrivais à atteindre mes objectifs de stage. Quant à Dibor, elle faisait toujours les éloges de Samba. Samba quant à lui, ne lui reprochant rien en sa qualité d'infirmier chef de poste, était terrassée par sa maladie. Certains jours, il pouvait devenir méconnaissable, il cumulait les injections, les tranquillisants et parfois même, il faisait des crises convulsives la nuit à l'abri de tous mais comme à l'accoutumer, Dibor nous raconté le jour, le déroulement de la scène de leur mésaventure de la veille dans les moindre détaille sans laissé une miette sacré Dibor. Nous demandant de venir apprécier l'état de la chambre de Samba saccagé par lui la veille, qu'il avait cassé ses beaux services en verre achetés pas longtemps, ainsi que sa table en verre avant d'ajouté que leur nuit d'hier était une soirée d'horreur, que Samba était incontrôlable comme un chien en cage. Pourtant nous dans les bras de morphée n'avions pas entendu grand bruit. Pour prouver la gravité des dégâts de la nuit, elle nous avait proposé d'aller voir l'état de la chambre.

N'étant pas curieuse pour autant, je n'y étais pas allée mais Ramsès oui pour faire constat de la véracité de la scène de la veille. A son retour, elle nous avait confirmé le désastre. Ce jour-là, Samba après que la ménagère de la maison Awa avait fait sa chambre, il n'avait pas mis pied dehors en plus qu'il était encore sous perfusion. Il s'alimentait peu, nous avions eu en à faire le constat et quand Awa lui servait son assiette, il refusait en disant que s'il ne mangeait pas avec tout le monde dans le même plat que cela ne servait à rien de lui servir une assiette car il ne le mangerait pas.

Prenant gout à la morphine, Samba s'injectait ou se faisait injecter par Demba qui d'une visite à domicile d'un malade dans un village près de la nôtre avait plaisanté sur le fait qu'il devrait donner la plante hallucinogène que je lui avais montré et décrit ses propriétés à Samba parce que ces derniers temps l'hallucination était devenu son passe-temps préféré. Plus les médicaments et les injections, Samba s'était mis à fumer une boîte de cigarette par jour. Cela était une nécessité pour lui au point de fumer partout.

Un jour quand je lui avais apporté du thé, il s'était excusé envers moi à cause de la cigarette ainsi que de la fumée car le faisant à telle fréquence à cause de son état de santé et du stress. Je l'avais compris en le rassurant qu'il n'était pas le premier à passer dans cet état d'anxiété avec dépendance à la cigarette à cause d'une maladie.

Il me remercia de l'avoir compris et je lui avais demandé de rependre chemin, ce qu'il m'avait permis volontiers.

Plus tard, les jours passaient l'état de Samba s'améliorait pour le meilleur et un jour dans les jours, après un repas moi faisant le thé dans la cour, il nous avait confié qu'il souffrait d'une cardiopathie congénitale et qu'il pouvait en mourir à tout bout de champs devant nous si jamais il négligeait ses médicaments qu'il avait l'habitude d'oublié de prendre souvent. Que sa maladie pouvait se guérir seulement par intervention chirurgicale au cœur. La curiosité me guettait de savoir le pourquoi il ne tentait pas cette intervention chirurgicale au cœur, la prise en charge ne lui manqué pas étant donné qu'il était un infirmier chef de poste. En guise de réponse, il m'avait confié qu'il avait peu de chance de survie surtout dans un pays sous développé. Avec l'avis d'un spécialiste, il avait cinquante pour cent de chance de survivre à cette opération du cœur. Et selon les statistiques sur cent seuls un pour cent avait pu survivre à cette opération dans le pays. En toute sincérité pour la première fois depuis le début de mon stage, il m'avait ouvert son cœur en me disant qu'il souhaitait vivre quelques années de plus car son état demeurerait stable tant qu'il continuait à suivre bien son traitement.

Son histoire était triste, à peine quarante ans, bourré de talent et de savoir que sa vie était compté, qu'elle tenait qu'à un fils.

De là j'avais eu un autre regard sur lui, tous ces médicaments et ces injections s'étaient à cause de sa maladie au cœur.

Par cette même occasion de confession, il nous avait confié qu'il ne devrait ni trop être content ou ni être très en colère car son cœur pourrait lâcher sur le coup de la montée de l'émotion sans l'aide de ses médicaments et d'un ton taquin, il avait lâché qu'il était en congé mais ne pouvait se reposer parce que ses malades avaient besoin de lui surtout en été avec l'hivernage, les récoltes, la chaleur, les maladies saisonnières, les urgences, accouchements d'où il avait toujours plein de malades tout en rigolant qu'il ne pouvait prendre de congé en hivernage période du récolte des fruits de la conception des mois froids sur la table d'accouchement.

L'ironie, depuis notre arrivée, il n'avait jamais été aussi franc et drôle en nous dévoilant son histoire, en nous déchargeant la suspicion qu'il était dans cet état à cause de sa femme parce qu'il l'aimait toujours néanmoins pourquoi pas qui sait ce qu'il a dans sa tête et dans son petit cœur. Dans mon rôle d'enquêtrice j'avais écarté aucune option jusqu'à preuve du contraire son état psychologique avait un lien avec sa femme.

Samba n'en finissait pas avec ses confidences c'était comme s'il voulait se soulager de son mal et nous l'avons écouté volontiers. En l'écoutant, il nous avait fait part que c'était à cause de sa maladie qu'il n'était plus en bon terme avec l'administration du poste de santé et sur cela, il avait fait une demande d'affectation en cours de validité. Je ne pouvais m'y résoudre à une telle information incomplète et qu'avant il ne s'aventurait à perdre le fils et de rentrer dans sa nostalgie, je m'étais permise de lui demander, le comment, le pourquoi et le lien avec son cardiopathie. Il avait bien aimé ma curiosité et m'avait répondu qu'un jour, qu'il avait eu une réunion à la ville, que prise d'excès de colère durant la réunion, qu'il avait fait un malaise et qu'ils l'avaient acheminé à son poste de santé sans assistance. Il m'avait confié qu'il était tout seul et qu'il pouvait mourir car son cas était une urgence médicale qui requérait des soins spécifiques avant d'être transporter. Avant de finir par me dire qu'il c'était réveillée devant son poste de santé dans l'ambulance d'où le chauffeur l'avait abandonné et que par l'aide de Dieux, il avait trouvé appuie sur ses jambes pour rejoindre le centre de santé et prendre ces médicaments pour se sentir mieux. D'un air dégoutté, il répétait que la vie importait peu aux yeux de l'administration de la santé publique, seul l'argent importait pour elle, car étant un agent de santé en plus d'être un infirmier chef de poste, il pouvait mourir sans qu'il ne puisse lever le petit doigt.

C'était triste, racontée de telle façon une administration qui se devait humanitaire, le déshumanise était flagrant. L'acte de non-assistance était ahurissant en plus cerise sur le gâteau, le président du poste de santé n'avait pas mis pied pour prendre les nouvelles de son élément. Qui ne pouvait se sentir frustré face à pareil acte. Samba avait avoué, qu'il pouvait mourir et qu'il aurait appris la nouvelle de sa mort que par téléphone mais qu'après plusieurs jours.

La situation était tellement gangrénée au point que je m'étais rendue compte que cette relation entre l'administration et Samba ne pourrait jamais être en bon terme.

Quand les langues se délient, Dibor revient à l'attaque. Pour notre rapport de stage, j'avais commençais à creuser dans la situation du poste pour connaitre la place et fonction de tout le monde dans la maison. Je m'étais rapprochée de Demba parce qu'étant plus disponible celui-ci m'avait renseigné sur le personnel en m'informant que lui était un aide de Samba qu'il y avait qu'un seul infirmier et pas d'assistant infirmier dans le poste.

Cela me laissait perplexe car il y avait Dibor, Diarra, Rama, Idrissa et Ndiouffa. Quel était leur rôle dans le poste de santé ? Après Plusieurs jours d'investigation accrus incitant les habitants à parler j'avais appris par Dibor que Samba, dans sa générosité avait formé Demba, Idrissa, Ndiouffa et Rama de même qu'elle et d'autres personnes.

Drôle de formation, ils avaient la main mais ne seront jamais des salariés normaux. Samba avec le peu d'argent qu'il avait partagé avec eux. Le doute me subsistait car étant chef de poste dans un poste de santé, il devait normalement sur le plan administratif déclaré le nombre effectif de son personnel et en échange il devrait percevoir une motivation ou une subvention servant de salaire à son personnel si je ne m'étais pas trompée dans mes suppositions. Souvent j'avais pensé que ses protégés profités de sa gentillesse mais en y voyant plus clair allant au fond des choses peut être que c'était Samba qui profité de ses protégés. Personne n'était blanc dans cette affaire. Qu'en a Diarra, elle était la seule personnelle compétente à part Samba qui résidait dans la maison. Elle était agent de santé communautaire mais aussi formée dans la consultation et certains actes infirmiers par Samba. Elle était mariée d'où elle avait eu un petit garçon et selon Dibor, elle avait eu un mariage traumatisant car son mari, en plus de ne pas la respectée le tabassé tous les jours. Que son mariage était son calvaire et que le divorce lui avait permis de s'épanouir. Diarra, pourtant connue de tous, était une femme douce, silencieuse et discrète. Dibor l'appelait souvent la folle vue son tempérament calme à ne pas se mêler des affaires des autres. Moi je l'aimais bien, car elle était disponible pour moi et m'aidait beaucoup dans l'atteinte de mes objectifs de soins de stage rural. Diarra comme femme libre et divorcée, ce que je ne pouvais me rentrer dans la tête au début pensant qu'elle était toujours mariée vue sa manière de faire sur le plan comportemental.

Diarra fréquentait des hommes d'où Fodé qui de ce que nous avions vue était son petit copain ,de ce que Fodé avait dit à Dibor que c'était son ex petite copine, de ce que Diarra avait dit que c'était qu'un simple ami et de ce que Fodé avait dit à Ramsès que c'était qu'un simple amie qu'il avait beaucoup soutenu dans le passé.

Hum, Fodé pouvait- il venir en aide à quelqu'une qui n'était pas sa copine, venant de lui, je ne mettrais pas ma main au feu. L'ayant côtoyé un bon moment, j'avais suspecté une anguille sous la roche d'intérêt spécifique. Cette histoire ne me regardait guerre, mais que pouvais 'je y faire chaque soir je les voyais dehors assis sur le lit de l'extérieur à se jeter des yeux pas du tout amicales devant moi, assise sur une chaise d'extérieur à côté d'eux et Idrissa faisant le Thé à côté. Idrissa en déplacement, Fodé avait ouvert un débat qui avait attisé ma curiosité que je n'avais pu m'empêcher de les 'y rejoindre. Fodé avait dit qu'il ne se mettait pas du lait de corps, qu'il l'utilisait s'il en avait et au cas contraire qu'il s'en passait, Je lui avais recommandé de s'en acheter un surtout à cause du froid, comme il avait l'ère d'en vouloir vue la façon dont il en parlait. Il m'avait répondu que cet achat était une affaire de femme. Diarra lui avait répondu que si elle avait un mari, elle lui aurait acheté un lait de corps, des sous-vêtements et un parfum pour qu'il soit bien apprêté et sente bon. Etant d'accord avec Diarra je lui avais recommandé de demander à sa femme, la mère de sa petite fille de lui acheter un lait de corps. Il m'avait répondu qu'il ne le pouvait pas, que si sa femme n'avait pas pensée à ça qu'il n'allait pas lui demander. Diarra lui avait recommandé alors d'épouser une deuxième femme, qu'il n'aurait pas à demander car cette nymphe ne le laisserait sortir sans bien être apprêter et parfumer parce que les jeunes femmes d'aujourd'hui sont prêtes et féroces. Sacré Diarra nous ne pouvions nous empêcher d'avoir un fou rire. Et pour se désister Fodé avait affirmé que si elle l'achetait le lait de corps et le parfum qu'il n'y toucherait pas parce qu'il n'en avait pas besoin, que lui à la sortie de la douche, il mettait ses habits, portait ses chaussures et sautait sur son scooteur. Prise au jeu, d'un ton ironique, je lui avais confié qu'il n'était pas encore tombé sur une femme qui le rattrapait à la sortie de la douche, le séchait, lui mettait du lait de corps, lui mettait ses habits et ensuite le parfumait de force qu'il le veuille ou non. D'un regard taquin, il m'avait souri de toute sa denture en disant qu'il ignorait pouvoir être traité avec délicatesse comme cela. Et en guise de réponse je lui avais dit que tout était une question d'expérience, de découverte et d'habitude de ce qu'on avait déjà fait l'expérience non pas de ce que nous n'avions jamais vécu.

Diarra était d'accord avec moi et brusquement, Idrissa avait débarqué en entendant le mot expérience, sous les pics de Fodé, il avait lancé qu'il avait toutes les expériences faisant référence au sexe. Nous nous mettions à rire tellement qu'il était hors de sujet, zut la pluie et Fodé avait pris le chemin du retour.

Le lendemain, notre discussion avait fuité et se trouvait être l'ordre du jour pendant le déjeuner. En plus Diarra avait voyagé le matin donc je devais sauver les assiettes de la casse comme je le pouvais, mais je ne pouvais empêcher que du mal soit dit sur le dos de Fodé comme un homme qui ne respectait pas sa femme, une réflexion que je trouvais infondée et exagérée de la part des filles qui n'avaient pas assisté à notre discussion de la veille. Décidément dans le centre de santé les murs avaient des oreilles et de bons calibres permettant d'être dans les bras de Morphée et d'avoir d'ouïe aiguisée.

Plus tard dans la soirée, de sortie à la boutique avec Dibor, elle m'avait confié que Fodé, après son départ à cause de la pluie lui avait essayé des messages essayant de la courtisée et qu'il avait des sentiments pour elle depuis longtemps et n'avait d'occasion pour le lui manifesté. En guise preuve, elle m'avait fait écouter leurs discussions vocales, j'en étais atterrée. Comment Fodé avait pu faire des avances à deux personnes très proches au centre de santé.

Cette situation était dégelasse.

Pour comprendre les choses floues j'avais demandé à Dibor, qui était Fodé pour Diarra, elle m'avait répondu que Fodé lui avait raconté qu'il était de simple ami et rien d'autre.

La situation devenait compliquer et Dibor m'avait confié par la suite qu'elle n'allait pas répondre aux avances de Fodé mais qu'elle allait essayer de le faire fuir en lui demandant beaucoup d'argent. Mais ce que mes yeux me permettaient de voir ces derniers jours me rester dans un état perplexe car elle continuait de discuter avec Fodé et qu'un jour, il lui avait fait un transfert d'argent en même temps qu'il avait fait des courses pour Diarra. Situation trop Bizarre !

Quand à Rama, elle était deuxième femme et aussi divorcée comme toutes les femmes de la maison ou célibataire. Elle avait eu une petite fille avec son ex-mari et divorcée à cause des violences conjugales. Tout comme Diarra son passe-temps favori était de parler au téléphone. Elle aussi avait suivi la formation de Samba au service de maternité comme matrone et un peu en soins infirmiers, formation sans diplôme avec une petite fille à sa charge.

Selon les deux ennemis, Dibor et cheikh, Rama avant son intégration dans le poste par Samba, était vendeuse de crème glacé dans le précédent village ou Samba était affecté et que c'était la bas qu'ils c'étaient rencontrés et par générosité, Samba l'avait enrôlé dans la santé en lui donnant une formation et en la payant plus qu'elle pouvait se faire dans la vente de crème glacé.

Et selon Dibor, Rama avait passé trois nuits dans la chambre de Samba et que Samba en grand parleur, lui aurait confié avoir entretenu des rapports sexuels avec elle pendant trois nuits passées dans sa chambre. Une révélation troublante que Dibor n'éprouvait pas de gêne à divulguer l'aventure de Samba avec Rama. De là pour moi tout était clair car c'était peut-être la cause du fait que Dibor et Rama n'arrivaient pas à s'entendre.

Comme en bonne curieuse j'avais poussé Dibor dans ses derniers retranchements en lui demandant d'éclaircir l'objet de mes doutes, le pourquoi de la tension entre elles. Elle m'avait répondu qu'un jour, elle l'avait pris à part pour discuter de ses séjours nocturnes dans la chambre de Samba en lui conseillant de s'éloigner de lui parce que Samba était un don juan qui faisait que joué avec elle et même qu'étant sa copine il n'allait jamais l'épousé.

J'étais bouche bée qu'est ce qui était faux et qu'est ce qui était vrai et quel l'intérêt avait Dibor de mentir à ce propos, rien du tout et je ne pouvais que la croire car depuis que Rama avait eu vent de ces rumeurs, bien évidemment avec l'aide de Ramsès qui voulait faire l'intéressante dans la maison ne sachant pas qu'elle me rendait service pour que je puisse enfin savoir d'où se trouver la vérité .L'adage dit qui ne dit mot consent, Rama n'avait rien fait pour sa défense ni confronté, ni dit mot à Dibor mais qu'elle avait confié à Ramsès que c'était des calomnies de Dibor tout court.

Informant Dibor que c'était peut-être à cause de Ramsès vue qu'elle avait rapporté l'information auprès de Rama. Pour soutenir son argument, Dibor m'avait confié que Diarra était présente pendant ces trois jours et avait vu la scène, de ces navettes nocturnes et c'était tue car cela ne la regardée pas ce que Rama et Samba faisaient de leur vie et de leur sexualité. Et là une pensée pas très catholique m'avait pris à savoir si Rama avait-elle vraiment entretenu des rapports intimes avec Samba pour pouvoir sécuriser sa place ou demeurer dans le poste de santé?

Je l'ignorais ou bien était-elle amoureuse de Samba au point de s'offrir à lui. Mes questions se succédaient et si les mots de Dibor s'avéraient vrai, je doute qu'elle n'ait une dignité car l'acte était sale. J'ignorais si Samba l'avait courtisé ou bien que c'était le contraire mais de ce que j'avais eu à savoir et vu avec Dibor, Samba avait offert le téléphone portable tant convoité par Rama à Diarra qui avait déjà un nouveau téléphone et pas Rama.

Dibor, prise à part m'avait expliqué que si elle ne représentait pas un coup d'un soir, Samba aurait pensé à elle avant d'offrir le téléphone à Diarra étant donné qu'elle lui avait manifesté son désir de lui offrir le téléphone au cas où il n'en avait plus besoin. Je l'admettais cette histoire ne me paraissait pas fausse.

Depuis mon arrivée, à chaque journée son lot de drames et je ne pouvais dire si moi-même j'en étais épargnée car la maison regroupait des personnalités qui, différentes de mon point de vue que je passais mon temps dans la tolérance.

Mes co stagiaires et moi, nous dormions à trois dans une chambre, sur un seul lit de trois places et de jour en jour la cohabitation devenait pénible. Souvent, j'essayais de ne pas sortir de mes gonds à cause de leur façon d'être et de faire au point que je me demandais comment des gens pouvaient-ils être aussi immatures et naïves en même temps. Soraya me provoquait souvent et je ripostais car mon objectif était autre que des chamaillades crédules et sans intérêts. Comme la nouvelle génération, elle ne pouvait placer mot sans y mettre un gros mot, C'était ce genre de personne que je ne pouvais côtoyer ni fréquenter même dans mes cauchemars vue son comportement. Elle adorait être nu, les fesses à l'air, il manquait seulement qu'elle ne se masturbe devant moi, elle ne s'en cachait pas en plus de ne pas porter de sous-vêtements. Très impudique et libertine à mon gout, elle me suggérait de me débarrasser de mes sous-vêtements, ce qui était hors de question surtout avec les sur infections qui étaient dues aux dépôts de résidus au fond des pantalons, surtout qu'elle ne les lavés pas mais les étalés sur le fil à linge puis les reportés pensant avoir une bonne hygiène intime.

Ramsès plus ou moins comme elle, adorait la nudité. Décidément j'étais tombée sur des nudistes et je partageais la même chambre ainsi qu'un lit avec elles, mon séjour n'avait pas été catholique comme je le désirais au début.

Ramsès, était divorcée ce qu'elle avait pu me confirmer quand des rumeurs sur le fait qu'elle charmait Samba, avaient commencé à circuler dans la maison. De simple rumeur ou pas, son comportement ne me laissait pas indifférent car le jour ou Dibor était allée en ville, elle s'était accaparée la cuisine en jouant le jeux des belles dames au foyer, le jongué à la sénégalaise en me faisant savoir qu'elle n'avait plus besoin de mon aide après que j'avais presque fini de faire le repas, moi sortir de la cuisine ce que je n'avais apprécié guerre. Pour ne pas créer de tension je lui avais laissé la cuisine pour qu'elle puisse se tirée tous les honneurs, mais le plus important je n'étais pas dupe avec ses vas et viens, toute la maison avait compris son stratagème. Silencieuse comme une taupe nous l'avions laissé faire, elles s'habillaient courts et mon opinion sur elles, n'avait pas changé que je le dise ou non.

De jour en jour ces filles me rendaient la vie difficile car nos destins étaient liés car si elles causaient un problème que j'allais aussi bien évidemment payer les pots cassés avec elles. Je n'avais jamais eu à rencontrer des personnes crédules qui leur vie tournait autour des mots fesse, et garçon, leur immaturité me rendait la tâche difficile en plus d'être des personnes désordonnées et dégelasses même dans l'entretien de la chambre. Leur paraisse m'obligeait à ranger, balayer et passer la serre pierre la chambre tous les jours pour au moins faire bonne impression parce que je n'étais pas chez moi pour m'autoriser ce bordel. Soraya se vantait toujours d'être une maniaque de la propreté mais, faisait la chambre un jour sur une semaine et quand elle le faisait elle emmerdait tout le monde comme si elle le faisait à contre cœur. Et quant à Ramsès, c'était la pire de tous, je ne m'étais jamais souvenue de la voir avec une serre pierre en main, elle jetait ses affaires partout, cela m'horrifiait le degré d'irresponsabilité surtout étant mes ainées. Je me devais de les supportées pour quelques temps mais à chaque fois que j'essayais d'avoir une discussion sérieuse avec elles, la frustration me tenait mais dans ma tête j'essayais de toléré tant de bêtises qui émanaient de leurs bouches. Nos passe-temps étaient loin d'être les mêmes, je les comprenais car mon niveau d'étude, malgré qu'elles soient en dernière année, était belle et bien supérieur à elle car ayant réussi à cumuler plusieurs compétences à travers mon cursus scolaire. Je pouvais rester des heures à parler d'elles mais leur importance était moindre face à mes objectifs.

Après toutes les informations que j'avais eues malgré le changement de comportement de mes co stagiaires vis à vis de Dibor, je ne pouvais m'éloigner d'elle. Je l'appréciais et je ne pouvais me satisfaire des mots de Cheikh car au fond de moi j'avais senti que Dibor n'était pas une personne mauvaise, ni une manipulatrice.

Des jours passèrent et les patients se multipliaient, j'étais tellement débordée surtout quand Demba avait eu un problème oculaire et avait dû rentrer dans son village pour se rétablir, Idrissa était en vacance, Diarra et Rama, dans leur village pour le weekend.

Demba était l'assistant de Samba et avait suivi la formation de celui-ci. Samba l'avait pris à ses côtés au poste de santé. Demba était un gars bien et très dévoué à Samba ce qui me laissait perplexe sur la relation qu'il partageait avec Samba. Malgré son dévouement à Samba, Demba n'était pas une personne qu'on pouvait appelée normale. Il était en sueur toute la longueur du temps au point que ses t-shirts étaient complément mouillés comme s'il s'était versé de l'eau, parfois, il pouvait porter deux à trois t-shirts par jour. A part son hyperhidrose, il avait un hyper appétit, il mangeait beaucoup, il avait toujours faim sans pour autant prendre du poids. Dibor m'avait raconté que son envie frénétique de vouloir toujours manger était due à son goitre, une maladie due au manque de Sodium.

Samba, lors d'une discussion m'avais confirmé mes doutes à savoir que Demba souffrait d'une hypothyroïdie et que cela le poussé à beaucoup manger pour combler son manque mais qu'il y avait des médicaments pour calmer ces ardeurs mais qu'il négligeait son traitement en plus d'être myope.

Comme son patron, Demba, aussi pouvait se faire opérer mais l'un comme l'autre avait peur des retombés de la chirurgie.

En rapport avec sa maladie, Dibor m'avait confié qu'avant d'être formé par Samba, Demba était gravement atteint et avait été rejeté par sa famille et que c'était Samba qui lui avait accordé une seconde chance de survivre en le soignant jusqu'à rétablissement et le formant pour qu'il puisse avoir une vie digne au point que sa famille avait eu à regretter le fait qu'il l'avait délaissé. Cela justifiait son dévouement envers Samba car il lui devait sa vie, sa santé et sa dignité.

Séjourner au centre de santé m'avait permis de savoir à quel point Samba était généreux malgré tout et rare de rencontrer des personnes comme lui dans cette ère.

Chapitre 3

Le calme avant la tempête, je n'étais pas d'accord mais je n'y pouvais rien car Ramsès faisait propager la rumeur que Dibor ne s'était jamais mariée. Cela pouvait éclater d'un jour à l'autre.

Un jour, une amie de Katy, ex-femme de Samba qui se dénommait Oumy était venue à la maison et Ramsès lui avait raconté ce qu'elle avait su sur Dibor de même que la femme de ménage du centre de santé Awa. Ramsès faisait fit d'une fille bien mais n'était qu'une fouteuse de trouble.

Les jours sombres allaient bientôt arrivés et j'étais à cours de tolérance ainsi que de patience. Les choses commençaient à prendre une autre tournure car Dibor m'avait fait appeler pour me dire que Ramsès était une fouteuse de trouble, que Samba avait eu vent de ces manigances et qu'elle était à l'origine du pourquoi Rama ne la saluée ou du moins la regardée de travers. Avec un peu de patience j'avais pu comprendre et répondre à Dibor que peut être Ramsès avait raconté à Rama ces trois nuits dans la chambre de Samba comme la dernière fois. Que cela ne pouvait qu'être ça à mon humble avis en guise de réponse. Déjà la tension était élevée et qu'il me restait presque une quinzaine de jours, je ne voulais pas être l'élément déclencheur en lui disant la vérité. Je n'y pouvais rien, avec les actions de Ramsès, la maison était scindée de clan, je n'aimais pas les affaires de clan et je n'avais pas pensé à prendre part à ces futilités car je n'étais pas venue au village pour me faire des amis mais pour remplir mes objectifs et rentrait chez moi sans embrouille loin des personnes indésirables.

Comme nous l'avions l'habitude de le dire, ici repose. Les patients bondaient de partout et les journées devenaient stressantes. Comme étant un poste de santé pas comme les autres, nous avions eu la visite de Béty, la petite copine de Samba. Elle avait passé longuement de temps dans le salon à discuter avec lui pendant qu'à l'extérieur, Dibor me faisait des révélations croustillantes sur elle en me sortant une bombe comme quoi Béty était avec Samba par intérêt, que Samba savait ce qui se trouvait en dessous de ses pagnes parce qu'elle avait déjà passé trois nuits au centre dans sa chambre. Décidément le chiffre trois avait fait l'enfeu, presque tout le monde était passé dans le lit de Samba au moins pour trois nuits.

Habituée aux histoires de coucherie que Dibor me racontait, j'en étais moi-même choqué tellement que cela sortait de l'ordinaire car ces discussions, ce genre de volagerie étaient tabous chez moi et qu'avec ce stage me voilà dans la sauce et sans tamis pour les grumeaux.

Cette fois ci, la venue de Béty, la sadique comme on l'aimait l'appelé était différente car elle avait demandé à Samba de lui offrir deux tasses en verre et qu'après sa permission, elle avait emprunté une bassine, s'était mise à vider le meuble à vaisselle de Samba en plus sous son regard impuissant. La bombe n'avait pas explosé maintenant mais était en surchauffement.

Le Soir venu, Béty chez elle, Samba avait fait exploser sa colère et commençait à insulter Béty la sadique en répétant que de deux tasses en verre, elle lui avait dépossédé de tous ses couverts en criant à haute voix qu'il s'était fait rouler dans la farine, ses services qu'il n'avait même pas encore fini de rembourser. C'était vraiment drôle, c'était la première fois que je voyais un homme autant s'en faire pour des tasses et des assiettes. La scène était telle que je ne pouvais m'empêcher de rire. Pour mettre du piment dans l'huile, Dibor avait ajouté qu'elle l'avait prévenu de cette genre de fille comme Béty, arriviste et intéressée avant de conclure que c'était bien fait pour lui et que la prochaine fois qu'il vaudrait la laissée ramasser le restant des matériels. Samba, presque en larme rétorquait que sa relation entre Béty et lui avait pris fin et pour toujours, qu'elle l'avait perdu à jamais et si elle revenait un jour, il la chasserait comme une chienne. Après être rentré dans sa chambre, Dibor m'avait sifflé qu'il n'allait rien faire de la sorte, d'ici quelques temps, il laisserait tout derrière lui et fera comme si de rien ne c'était passé entre eux. Pour la première fois J'étais d'accords avec Dibor car c'était bien fait pour Samba car cela lui apprendrait d'offrir à qui chante aussi librement et sans limitation.

Quand on parle d'un côté, l'autre côté surgit parce qu'après son retour de voyage dans une autre région, Idrissa avait été pris de perversion. Il était méconnaissable, il s'exerçait à des attouchements sexuels et regards malsains sur les femmes de la maison spécialement sur Dibor, Awa et Diarra et quand à nous, nous l'avions freiné dès le début avec ses dragues à deux balles. Par rapport à moi, je dirais qu'il se comportait bien avec respect mais ne m'avait pas épargné de quelques de ses réflexions que j'avais vite fait une mise au point, l'équilibre dans tout.

Le cas d'Idrissa était tel que Samba disait que c'était les retombés de son long célibat, qu'il avait dans les trentaines voir la quarantaine, qu'il ne voulait pas grandir et à l'occurrence ce qui lui fallait c'était épousée une femme pour avoir une sexualité stable.

Samba n'avait pas du tout faux, Idrissa se comportait comme un ado psychologiquement et son style vestimentaire laissé à désirer, il portait tous les jours des pantalons courts jusqu'au genou, parfois des pantalons à fleurette de plage et pour finir des prêts du corps qui le ratatiné le corps. Il pouvait rester des heures à parler de fesse mais jamais d'argent car sortir de l'argent n'était pas son truc au point que c'était nous qui lui offrions du café le matin ou du sucre. C'était un cas désespéré et j'avais compris le pourquoi, il ne pouvait avoir une petite copine fixe, ni rêver d'avoir une femme.

Quand, nous parlions de stabilité, nous retrouvions Bilal, l'assistant du chef de village, mon tuteur dans le village. Je ne voudrais pas dire du mal de lui mais son activité favorite c'était de se vanter de sa position dans le village, ses activités communautaires ainsi que de ses voyages en Afrique. Il aimait parler de million et de milliard, il avait la quarantaine et était célibataire comme Idrissa. Faisant preuve de bon convive, un jour j'étais allée le rendre visite chez lui d'où j'étais vraiment surprise du genre de personne prestigieuse qu'était Bilal.

Lors de mes visites chez lui, il ne m'avait jamais proposé ou servi à boire de l'eau ou encore moins une collation sachant que j'allais lui rendre visite. M'accueillant toujours dans mon bureau, un jour il m'avait fait visiter

Ramsès et moi son loft. Mais c'était l'horreur car il n'aurait jamais dû, mon Dieu, sa chambre, qu'il s'était précipité de refermer, c'était dans un état, un désordre inouïe, petite avec deux lits, pas d'équipement pouvant attester de sa prestige. Sérieusement, il était le genre de personne égocentrique, ce que j'avais remarqué dès notre première conversation. Les Discussions avec lui, à part me faire perdre du temps, je ne y pouvais gagner car centrée sur lui.

Comme, nous avions l'habitude de le dire en politique comme à la guerre, les langues se déliaient, il avait fini par me dire que Samba allait quitter le village car il ne voulait plus de lui, que le poste de santé était mal géré, que son gang avec lui allaient tous déguerpir du poste et du centre de santé. Après ces révélations, ma curiosité était d'autant plus grande et une question me taronner dans l'esprit, que je ne pouvais m'empêcher de poser à Bilal, c'est-à-dire pourquoi ?

Bilal, d'un air supérieur, la poitrine bombée, m'avait répondu que les jeunes que Samba avait formait dans le village précédent avaient foutu la pagaille, monté des séries d'arnaques, mis la vie de certains patients en danger sous sa complicité et sur plusieurs plaintes, le conseil du village avait pris la décision de se défaire de ses services au poste da santé. Mais que la principale cause de son départ était une affaire de mœurs.

Hum, affaire mœurs, décidément, les hommes de ce village avaient la langue trop pendu, mais je ne pouvais le laissé s'arrêter en si bon chemin dans son récit en l'encourageant à continuer sur l'histoire de mœurs.

Prenant plus de d'assurance, il me regardait fixement et m'avait répondu que dans le précédent centre de santé, les femmes et les hommes se mélangeaient comme dans une auberge. Ayant eu vent de ça, les notables du précédent village avaient cessé leur collaboration avec lui pour empêcher qu'ils ne pervertissent les jeunes du village. C'était pourquoi, il avait changé de village en plus d'une faute de débutant d'un de ses éléments qui avait choisi un mauvais point d'injection entrainant l'amputation d'un des membres de ses patients.

La liste était longue, les fraudes, la formation illégale et le recrutement d'apprentis lambda, en gros tous ces erreurs lui avait fallu une réaffectation dans un autre village, mais qu'à leur grande surprise, il avait amené tout son gang qui était au total au nombre de sept, ce qui était excessif avec le personnel déjà sur place et qu'il avait dû en diminuer deux sous leur restriction.

C'était incroyable de voir quelqu'un avec deux visages, d'un côté, il me disait que s'était l'ami de Samba, qu'il avait soigné son père et qu'il l'aimait bien et de l'autre, il détruisait son image devant nous.

Malgré qu'il nous avait annoncé le départ de Samba, cela n'était pas en réalité une surprise pour nous car Samba nous avait informé de son départ et que son remplaçant serait surement un de ses collègues et amis qui se trouvait dans un autre poste de santé dans la sous-région.

Etant, dans une quête aux secrets, je ne pouvais pas garder une si grosse information pour moi sans subtilement l'annoncé à Bilal qui d'un air surpris et défroissé, m'avais répondu que jamais cela n'arriverait dans le poste, que la décision appartenait au conseil et qu'il avait prévu de faire venir un médecin pour gérer le poste. Cette fois ci j'avais des doutes sur les mots de Bilal car rare était les médecins qui convoitaient un poste d'infirmier chef de poste ainsi se privant des avantages qu'ils pouvaient avoir dans les hôpitaux et cliniques.

Je pouvais dire que la vie était omniprésente et que dans le poste de santé, la vérité n'y résidait pas, mais, les gens de là-bas, chacun avec son histoire avait marqué mon stage rural par leur simplicité, leur générosité et leur bonté malgré que tous les jours ne puissent être roses entre nous. Cela, n'avait pas bien été facile surtout au début avec mes co stagiaires, un début fracassant sur le chemin pour se rendre le poste avec les infanteries de Soraya qui avaient continué jusqu'à la fin du stage avec un égoïsme sans pareil digne d'une profiteuse.

Qu'est ce qui c'était passé vous devez vous dire, eh bien moi aussi j'avais mon histoire car j'y étais pas épargnée. Au début, Soraya et Ramsès m'avaient fait cotisé pour l'achat des provisions du petit déjeuner pour le mois qui s'étaient terminée en une semaine d'où j'avais pu prendre mon petit déjeuner que trois fois maximum, trois jours vue l'excès et le gâchis de nourriture. J'en étais abasourdie, deux saucissons d'où j'avais eu que deux tranches pour le premier et le deuxième sans aucun nouvel, deux paquets de pain de mie d'où j'avais eu que six pains sur quarante. Qui pourrait m'expliquer ça, personne à part que j'étais le dindon de la farce de ces deux-là, elles m'avaient fait acheter des provisions que je ne consommais pas. Cela m'importais peu mais le début de l'égoïsme c'était de faire leur course de provisions sans me proposée si je voulais acheter quelques chose en ville. Elles s'étaient payées ma tête et s'étaient ravitaillées en secret. Tout était clair dorénavant, elles m'avaient banni et leur sort m'importait peu depuis que j'avais compris l'estime qu'elles me portaient. Je m'étais rendu compte que seul leur personne les importés. De ça, j'avais compris qu'un clan puisse être formé contre moi. J'en avais pas vue les choses se faire, Ramsès s'était alliée à Rama et à Soraya contre Dibor, Diarra, Demba et moi. J'avais pris le parti neutre mais plus proche de Dibor car plus j'évitais de côtoyer Soraya j'étais bien. Comme à l'accoutumer, son comportement devenait de jours en jour plus pire que ce que j'avais pu constater. Elle allait bientôt atteindre bientôt la trentaine, elle collectionnait les hommes et ne savait pas dire non à leurs avances seulement pour l'intérêt financier en plus de s'adonner à des sextapes.

Comme, on le dit à l'amitié à la guerre, Ramsès était plus fausse que son amie Soraya, un clan en bois je pouvais dire car c'était elle qui m'avait rapportait que Soraya avait photographié ses parties intimes pendant que nous dormions pour l'envoyer à l'un de ses multiples petits amis. Qui s'y frottait, s'y piquait car un matin, Ramsès avait volé le téléphone portable de Soraya pour voir le contenu mais, elle n'avait rien trouvé car Soraya avait joué la carte de la prudence en supprimant la photo de ses fesses. Qui sait à quelle fin Ramsès aurait utilisé ces photos, je l'ignorais mais ses photos avaient quatre-vingt-dix pour cent de chance de se retrouver sur les réseaux sociaux ou sites pornographiques.

Sincèrement, en plus que je ne l'aimais pas, avec les derniers informations que Ramsès m'avait donnée, elle me répugnait et je n'arrivais plus à la tolérée. J'arrivais plus à justifier son comportement en plus de dormir nue, elle s'était permise de faire des appels vidéos nues, cela m'avait dépassé, un langage vulgaire plein de gros mots en plus de ne pas être belle, franchement je la plaignais, elle et son futur mari. Son égoïsme se faisait sentir dans son travail, pour moi, je pouvais comprendre mais envers son amie Ramsès, je ne pouvais pas comprendre mais c'était leur problème. Cela ne me surprenait guerre d'un tel personnage.

La vie pour le restant de mon séjour n'était pas très facile vue que mon horrification augmenté de jour en jour en plus de ces provocations. J'avais failli craquer mais j'avais gardé mon calme et mon sang froid car je n'étais pas chez et chez moi, je n'aurais jamais accepté avoir une mal éduquée comme elle sans connaissance de la courtoisie ni de la bienséance. Le pire c'était qu'elle encourageait Sonia, la petite fille de Dibor à mal se conduire en insultant, décidément c'était une tarée et en guise de réponse à ses agissements, elle me répondait que chez elle tout le monde, du plus petit au plus grand insulté, que les enfants apprenaient à insulter dès le bas âge. Pour elle c'était drôle mais cela c'était un monde à l'envers, ce monde que reflétait le Sénégal, ou l'insulte était devenue un devise d'intégration. C'était vraiment triste, mais cela n'était pas sa faute mais était le faute de la société qui ne savait plus inculquée de bonnes valeurs, ceux qui devraient donner un bon exemple étaient symbole de perdition. S'éduquer soit même pour éduquer c'était ce don notre société avait besoin.

Quant à Ramsès, le climat était tantôt froid tantôt chaud, sec ou semi-aride. Prudence, je ne pouvais me fier à cette fille même si, elle me faisait les yeux doux comme si elle était un ange ou la personne neutre de la maison. D'un côté, elle me disait que Soraya n'était pas fréquentable et de l'autre, elle était sa meilleure amie, inséparable comme un duo d'hypocrites. Je ne les enviais guerre, ce qui m'avait fait reculer à son avis était autre que sa relation avec Soraya mais par rapport au travail.

Parler devant un patient des erreurs ou des échecs de soins n'était d'éthique ni de la déontologie dans les sciences infirmières et Ramsès avait oublié cela ainsi que son trou de mémoire d'avoir casser une bouteille d'antibiotique d'un malade d'où j'avais eu la surveillance et couverte pour ne pas se créer de problème avec le malade et mise à l'abri d'un remboursement.

A mon tour, je n'allais pas faire l'enfeu, n'ayant fait aucune faute Ramsès voulait m'humiliait en m'accusant d'avoir gâché le cathéter d'un malade et devant le malade alors que je lui avais dit que le cathéter était défectueux.

J'avais pas plus insisté, elle ne voulait ni comprendre, ni savoir à part qu'elle avait le désir de me rabaisser et de m'humilier ce que je n'allais pas la laissée le plaisir de déguster. Pour rajouter de mon embarras devant le malade, elle m'avait demandé d'aller acheté un nouveau cathéter. Dans ma tête beaucoup de pensées se bousculaient, je croyais rêver, c'était Ramsès qui me disait cela, j'aurais accepté cette faute car un cathéter ne coutait rien du tout qui pouvait me ruiner mais je n'avais pas l'intention ni l'envie de sortir un sou car si je le faisais se serait comme une symbole de lâcheté comme acceptant la responsabilité de la faute et d'une attestation d'incompétence devant ma collègue Ramsès et devant les malades. Si cela était venue de moi sans me désister j'allais accepter mes tords et comme réparation prendre de ma poche pour acheter un cathéter en plus d'avoir présenté mes sincères regrets au patient et sérieusement parlant. J'étais abasourdie pour quelque chose que je n'avais pas fait, l'oubli était rapide pour certaine personne.

Heureusement, Demba, à la vue de la scène avait fait taire Ramsès et avait remis un papier d'où il avait griffonné un cathéter pour que l'accompagnant du malade l'achète. Demba ne disait mot mais avait compris les stratagèmes de Ramsès pour me rendre malheureuse avec les histoires de clan. Apprendre tôt les intentions de Ramsès m'avait permis de déjouer ces tours en l'avance. Alors vous comprendriez le pourquoi, il n'y pouvait y avoir de relation durable ni d'amitié avec Ramsès ni avant ni après le stage.

Qui parle du loup en voilà sa queue, après ce que Ramsès m'avais fait, une question avait surgi de mes pensées. Elle s'était mariée en deux mille dix-neuf et en deux mille vingt et un, elle était célibataire à nouveau. Que c'était-il passé en réalité, j'étais convaincue de sa culpabilité vue ses multiples manigances. A ce qu'il parait, elle avait eu une cérémonie de mariage sans pareille dans son village selon ces dires et que jusqu'à l'heure où je griffonnais ces jolies petits mots, le village parlait toujours de sa cérémonie de noce. Un mariage pareil et une séparation aussi subite et courte, il devait y avoir une anguille sous la roche étant donné que son ex-mari était l'un de ses cousins maternels. Un divorce qui n'était pas un simple divorce de cause banale car impliquant la famille. Mes pensées m'orientaient vers un problème très grave.

Qui avait fait la faute impardonnable, je l'ignorais. Par rapport à Diarra ou à Rama, elle n'avait pas l'air traumatisé et surtout j'avais de grande doute sur comment, elle entretenait son ménage vue sa paraisse et son désordre monumental. La question n'était là mais de savoir que c'était-il vraiment passé entre deux, était-ce une affaire de virginité, le labane, une tradition sénégalaise qui consistait à prendre les draps après de la nuit de noce, non je ne pensais pas car elle avait l'air sérieuse sur ces choses vue comment elle critiquait Soraya, non ça ne pouvait pas être ça. Peut-être était-ce une affaire d'infidélité ou de manque de respect, peut être oui, je pense que c'était en gros les principaux causes de divorce au Sénégal.

Ramsès, n'était pas bavarde en ce qui concernait sa vie privée, elle faisait tellement preuve de discrétion que je m'étais mise à douter qu'elle avait fait quelque chose pour que son ex-mari l'ait répudié.

Même si je ne lui avais pas posé la question, dans la maison les murs avaient des oreilles et les secrets même les plus discret sortaient au grand jour et mes doutes à propos de Ramsès c'était avérés vrai. Parais-t-il, elle avait un mari et un petit ami en même temps, les rumeurs allaient bon train dans la maison.

Un jour lors d'une discussion le sujet sur les divorces avait été abordé et elle avait profité de ce moment intime pour se confier à nous. Elle nous avait raconté que malgré le problème qu'il avait avec son ex-mari, elle désirait de tout son cœur retourner avec lui. Elle accusait le destin et le démon de s'être mis dans son mariage, elle accusait aussi les mauvaises langues d'être à l'origine de sa séparation. Qu'elle admettait avoir fait une erreur qu'elle regrettait amèrement. Selon elle son ex-mari était un homme sans défaut, parfait que toute femme aurait rêvé avoir comme mari. Les choses devenaient intéressantes et ne voulant pas être indiscrète sur la vrai raison de leur séparation que je savais qu'elle n'allait pas me répondre mais allait bien au contraire se fâcher contre moi à cause de ma curiosité déplacée, je lui avais demandé qu'est-ce qu'elle attendait pour le supplié pour qu'il veuille revenir avec elle. Elle m'avait répondu qu'elle avait fait tous ce qui était humainement possible, qu'elle l'avait supplié à genou, demandé pardon tous les jours, mais qu'il était resté cramper sur sa décision. La famille avait intervenu pour régler le problème entre deux mais personne ne pouvait lui faire changer d'avis, d'un malentendu, il en avait pris pour son égaux. Elle désirait revenir, mais c'était lui qui ne voulait pas faire marche arrière, qu'elle l'attendait et qu'elle lui avait dit qu'elle serait toujours là à l'entendre quand, il se décidera à la reprendre comme femme. A ce point leur problème me paraissait énorme et de ce qu'elle venait de me dire, je ne voyais pas d'issue qu'il puisse renouer un jour vue le degré de rancœur qu'avait son ex-mari.

C'était vrai que j'aimais suivre les cas jusqu'au fond car même étant divorcés, ils partageaient toujours la même famille et étaient appelés à se rencontrer même s'ils ne le voulaient pas. Pourquoi ne pas essayer dans ces circonstances pour le reconquérir, la réponse était que l'homme en question ne voulait plus d'elle. Malgré qu'à chaque fête, elle l'appelait pour prendre de ses nouvelles en lui souhaitant par l'occasion bonne fête et qu'ils se mettaient à discuter un peu d'où il lui demandait comment elle allait. Un gentleman je dirais pour le qualifié car le fait qu'il discutait avec elle un peu montrait que c'était un homme courtois qui savait mettre ses sentiments à part et raisonner avec la tête froide sans débordé. Il n'avait jamais abordé le sujet de la revoir dans sa vie mais Ramsès, au fond d'elle pensait que son ex-mari l'aimait toujours et qu'il était trop grand pour l'admettre. Peut-être c'était cela ou peut être que l'espoir qu'elle nourrissait était peine perdu, qui sait, je l'ignorais.

L'amour n'ait pas toujours facile, aujourd'hui, on se sent tout invincible et demain nous voilà à terre, certains sont détruits par leur amour, d'autres rêvent d'avoir un amour et d'autres sont chanceux de l'avoir eu. L'amour, au début est une rencontre, un sourire, un regard d'où réside une étincelle déclenchant la partie d'échec et échec et mach pour le vainqueur. Dans le jeu de l'amour seul les plus chanceux y gagne comme dans le jeu échec. Nous ne pourrons garantir de la durée de l'amour mais seulement vivre l'instant présent avec son amour. Et vivre l'instant présent ce n'est pas de tout se permettre parce que dans tout jeu, pour ne pas être blessé, le respect des règles est d'une importance capitale pour la fin du jeu. Un amour sans finalité est un jeu que les joueurs ne trouveront plus d'intérêt de continuer le jeu et perdre plus de temps. L'amour n'est pas pour les gens faibles et de préférence s'abstenir du jeu de l'amour seraient à leur avantage car, ils seront debout face aux ravages psychologues et suicidaires après une partie d'échec bien éprouvante.

Ramsès en avait fait les frais de son amour mais, il me manquait une information, le problème de la rupture en question. Je n'attendais pas une réponse de sa part, mais Soraya s'était donnée le plaisir de me répondre en me révélant que l'ex-mari de Ramsès avait découvert sur le portable de sa femme des messages compromettants et qu'il en avait déduit que sa femme lui été infidèle. Ramsès lui avait expliqué que c'était une erreur de correspondance mais qu'il ne l'avait pas cru. Soraya m'avait raconté l'histoire, mais elle-même n'avait pas du tout l'air d'être emballer par cette histoire. Comme voulant me renvoyait un message codé, elle me faisant savoir subtilement que Ramsès n'était pas rose dans l'histoire, qu'elle jouait entre le beurre et l'argent du beurre et que tôt ou tard, qu'elle allait être recouverte d'huile.

Si j'avais bien saisi, étant avec son mari, elle n'avait pas rompu le contact avec ses prétendants anciens ou nouveaux.

Enfin du compte l'amitié, n'était qu'une façade d'où nous pouvons changer la forme, la peinture, le sens et parfois même en faire un lieu de passe sous le nom d'un salon de massage. Le mot amitié était réduit à de la camaraderie d'où seul le meilleur dépendait de la tournure, ceux-ci était à l'image du monde actuel. La sincérité n'était plus et nous devons vivre dorénavant, avec méfiance que peut être notre bourreau serait notre proche.

Chapitre 4

Comme, tous mes lecteurs, vous vous demandez quelle était la vérité sur Dibor et qui elle était-elle réellement. Je l'ignorais mais un soir, lors d'une de ces visites mystérieuses en ville pendant le weekend, Samba nous avait confirmé et apporté des détails du mystère qu'était Dibor.

Selon lui, il n'entretenait aucun lien de parenté, ni familial avec elle. La première fois qu'il l'avait rencontré c'était au précédent poste de santé. L'effet d'une bombe, je voyais tout mon avenir défiler devant moi car Dibor n'était pas prétendu être mariée par le frère de Samba. Samba avait réitéré sa réponse en révélant que Dibor n'était jamais mariée à l'un des membres de sa famille et qu'elle ne les connaissait même pas ni jamais vue.

C'était des blagues, là je voulais me réveiller d'un terrible cauchemar, quand il fut la révélation de trop que Dibor, n'avait jamais eu de mari, ni fut un jour pu être épousée.

Le mensonge était devenu le travail le plus convoité dans notre ère, celui qui détenait le principe était une personne riche. Dibor maitrisait le principe de la gravité.

Samba avait continué son récit, et paraissait-il, Dibor n'en était pas avec seulement à son premier enfant mais en avait au total deux enfants en plus de la petite Sonia d'où le compte était trois enfants chacun de père différents.

Où était l'honneur et la dignité qu'elle nous chanté tous les jours dans la maison. Qu'il fallait faire attention aux hommes parce qu'ils n'étaient pas des gens bien, qu'il fallait savoir se faire respecter comme elle, ne jamais accepter une tête à tête dans un endroit intime, savoir dire non et se préserver jusqu'à la nuit de noce comme elle-même étant divorcée et mère d'un enfant. Elle était sans doute la plus pire femme de la maison, cela relevait de sa vie privée, qui était-ce pour la jugée en fin du compte, personne. Malgré que Samba m'avais dit que ces autres enfants avaient été récupérés par leur père, j'avais l'espoir qu'il puisse connaitre l'identité du père de la petite Sonia étant donné que sur les informations que j'avais, elle était tombée enceinte dans le précédent centre de santé et avait même accouché là-bas.

Samba m'avait confié que c'était vrai qu'elle n'avait aucun lien avec sa famille mais qu'il connaissait le prétendu père de la petite Sonia parce que c'était son ami et qu'il venait souvent au précédent centre de santé. Qu'il l'aimait bien et lui avait informé qu'il l'a voulait comme femme, mais comme à sa mauvaise habitude, elle avait tout gâché.

L'histoire devenait passionnante et j'étais curieuse de savoir pourquoi le mariage avait était avorté.

Selon lui Dibor, un jour avait pris ses affaires avec comme excuse qu'elle allait se rendre en ville pour voir sa famille mais s'était retrouvée dans la maison du gars et avait passé tout le weekend avec lui. Pendant le weekend, elle était pratiquement sa femme et le gars s'était découragé d'elle mais n'avait pas changé ses projets de mariage pour autant.

Hum qu'est-ce qui avait fait pour qu'il s'était désisté ainsi, ben il paraissait qu'un jour au lendemain, Dibor lui avait annoncé qu'elle était en état de grossesse. Son ami avait accepté la paternité mais avait changé l'idée de l'épousé qui était en stade de réflexion. En plus de son refus, il doutait de la paternité de l'enfant mais ne pouvait en être sûr qu'à la naissance de l'enfant.

Samba n'avait pas à continuer son récit, car je m'étais douté que la couleur de peau ainsi que les traits de l'enfant avaient fait défaut. Ce qui voulait dire que l'ami de Samba n'était pas le vrai père de l'enfant. Samba m'avait confirmé mes suppositions, alors si l'ami de Samba n'était pas le père de la petite Sonia qui était le père de la petite.

Dibor l'ignorait selon Samba car chaque semaine lors de ses sorties mystérieuses, elle passait les weekends avec des hommes différents. Alors, je pouvais en conclure que Dibor n'était pas fidèle et avait couché avec d'autres hommes que l'ami de Samba, que la boite au rose avait été découverte avec sa grossesse.

Qui pouvait pensait qu'une femme de sa carence se serait rabaissé aussi bas à un rang de travailleur du sexe, y'avait pas d'autre mot que je pouvais la qualifiée, elle m'avait déçu mais qu'avait-elle fait de mal, c'était sa vie et elle avait le droit de la mené comme elle le voudrait. Sa manière de vivre n'était pas différente de quatre-vingt-cinq pour cent de la nouvelle génération qui sévie notre pays parce que pour de l'argent, ils seraient capable de faire n'importe quoi.

Ainsi Samba l'avait recueilli, elle et sa fille et la vie avait continué comme d'habitude. Mais, il nous avait recommandé de faire attention à elle car, elle ne savait pas garder de secret et qu'inventer des choses était sa particularité, qualifiant Dibor de personne émotionnellement instable et narcissique qui pouvait créer une histoire et vivre l'histoire dans sa tête inconsciemment.

Depuis le récit de Samba, nous n'avions pas cessé de découvrir, mensonge après mensonge, j'avais au fond de moi l'espoir qu'elle n'avait pas pu inventer le métier de femme d'affaire de sa mère.

C'était, comme si j'avais reçu un bain d'eau froide car parait-il sa mère n'était pas femme d'affaire, elle ne voyageait pas de pays en pays voir qu'elle n'était jamais sortie du pays, elle était en gros de la classe moyenne pour ne pas dire pauvre. Elle ne sortait presque pas en dehors de la maison car elle était presque paralysée des jambes.

Mentir de cette façon avec assurance, décidément Dibor était forte, c'était le début d'une longue remise en question car si Dibor n'avait pas de famille en ville qui était-elle allait rendre visite. Après toutes les informations précédentes, Dibor, était à coup sûr chez un homme. Là, je m'étais rappelé qu'elle discutait tous les jours avec un homme qui se nommait Chérif. Chérif, était un homme marié, il avait aussi des enfants, c'était le petit copain de Dibor et elle était sa maitresse, ils passaient tout leur temps à se disputer et à chaque appel elle lui demandait de l'argent. Dibor m'avait dit qu'il avait comme profession, la profession de tailleur et qu'à chaque fête, il lui envoyait ses habilles traditionnels de fêtes elle et sa fille. Souvent, elle me disait que, ce genre d'homme généreux que si une personne l'avait, qu'elle n'allait pas le quitté sinon rester avec lui par reconnaissance. Je ne pouvais statuer sur le côté sentimental même si j'avais des doutes qu'elle l'aimait mais je pouvais en déduire que l'amour de l'argent l'emportait sur tout.

Certes, Chérif discutait beaucoup au téléphone avec Dibor, mais il arrivait souvent que Samba ou Demba lui donné leur téléphone pour répondre à un certain marabout. Ils parlaient longuement et elle remettait leur téléphone. A ce qu'il parait à cause de la relation entre Dibor et le marabout, Samba avait eu à recevoir beaucoup de cadeau de la part du marabout, qui lui aurait confié de lui faire parvenir tous les besoins financiers de Dibor et de sa fille. La situation devenait de jour en jour plus bizarre, Samba avait-il pris Dibor sous son aile gratuitement, Samba, exploitait-il Dibor ou bien Dibor était-elle sa maitresse. Beaucoup de questions se bousculaient dans ma tête et j'en n'avais conclu que quoi qu'il puisse exister entre eux, les deux n'y étaient pas innocents.

Dans le centre, les questions étaient-elles que les habitants du village se demandaient quelle relation entretenait ces deux-là étant donné que Dibor ne travaillait pas dans le poste de santé et n'était ni stagiaire. Elle restait tout le temps dans la maison à jouer les maitresses de maison. Je me rappel, qu'un jour une vendeuse de poisson, croyant que c'était la femme de ménage de la maison, avait refusé de parler avec elle. Cela avait créé une scène d'ouf car

Dibor avait été blessé dans son orgueil et Samba était en colère contre la vendeuse et l'avait chassé.

Quand il s'agissait de Dibor, Samba était émotionnellement touché d'où ma question de lui demander le pourquoi il ne la prenait pas comme épouse. Sa réponse avait été sans pareil, avec fermeté, il avait dit qu'il ne pourrait l'épouser, qu'il ne pourrait jamais l'épouser, qu'il ne pourrait pas épouser une femme comme elle même pas en cadeau.

Sur ce coup, Samba était vraiment méchant et une chose m'était venu en tête, Samba était-il un proxénète qui se servait d'elle à sa guise, peut être ces weekends étaient-ils programmés par lui, trouvait-il des clients pour elle, vivait-t-on avec un trafiquant de femmes ou bien même un promoteur de la prostitution déguisée. Mais Qui sait, je l'ignorais peut être aurez-vous d'autres idées ?

Chapitre 5

Partir à la longue dans la chasse aux secrets m'avait épuisé, chaque jour un nouveau cas.

Le secret de Dibor était bien assez et j'ignorais comment j'allais m'y prendre pour faire comme si tout allé pour le mieux. Je ne savais pas faire semblant mais je devais le faire pour la pour la paix dans la maison surtout qu'il me restait peu de jours dans le centre de santé.

La nuit, la tête sur l'oreiller, je repensais à toutes les révélations de Samba, j'avais pitié de Dibor mais mon cœur penchait plus sur la petite Sonia, une enfant innocente comme tout qui devra subir les erreurs de sa mère. L'avenir de cette petite était hypothéqué car avait déjà acquis certains mauvais comportements en espérant avec l'aide du très haut qu'elle puisse changée en grandissant.

Qu'en a moi, me réveillant avec le soleil et les chants des oiseaux, j'avais laissé tout cela derrière moi car même si Dibor était une prostituée déguisée en ange, seul le comportement qu'elle m'avait donné devrait m'importer. Qu'elle vive sa vie comme elle le voulait hors des regards ne me dérangée pas, je ne lui avais jamais demandé si elle était mariée ou si elle avait d'autres enfants à par sa petite Sonia, je ne lui avais jamais demandé si sa mère était une femme d'affaire ou bien qu'elle escaladait les avions et je ne lui avais jamais demandé si elle avait de la famille en ville ou qui elle allait retrouver chaque weekend. En fin du compte, elle ne m'avait pas menti mais s'était menti à elle-même.

Malgré tout ce que j'avais entendu sur elle, elle avait toujours était gentille et respectueuse avec moi, je ne voyais le pourquoi à cause d'une affaire qui ne me regardait guerre briser la relation que j'avais avec elle néanmoins que j'avais toujours des doutes sur sa culpabilité.

Nous étions au début de la semaine et Dibor était rentrée. J'avais pensé qu'on aurait l'explosion d'une bombe atomique dans la maison mais bien au contraire, les habitants de ma maison avaient fait comme si de rien ne c'était passé. Ce n'était pas leur habitude et cela n'annonçait rien de bon. Ramsès s'était rapprochée de Dibor, la connaissant, elle allait surement me créer des problèmes.

Ma stratégie pour contrer son plan était d'être la troisième roue du carrosse, je m'étais tellement interposée entre deux que Ramsès s'était désistée de se rapprocher de Dibor. Peut-être, vous penserez que j'avais quelque chose à cacher en m'interposant ainsi mais mon but était autre c'est-à-dire protéger l'intérêt de tout le monde jusqu'à la fin du stage sans drame surtout que Samba n'aurait pas apprécié que cela sorte de notre bouche. En séparant Ramsès et Dibor la guerre des clans avait repris de plus belle mais cette situation était moins dangereuse qu'un clan composé de Dibor et de Ramsès.

Pendant mes heures perdues, j'avais constaté que ma relation avec Dibor avait impacté sur ma relation avec Rama. Je l'avais pris en tête à tête et nous avions discuté longuement. Pendant, la discussion j'en avais profité pour lui dire que moi j'étais un oiseau libre que je les considérais tous pareil, que les histoires de clan n'étaient pas fait pour moi, la transparence était mon mot d'ordre. En vérité les tensions dans la maison commençaient à me peser car je ne savais pas vivre ainsi que ma religion était une religion de paix, sans polygamie et en aucun cas qu'elle ne devait me considérer comme un rival. Même si je ne le laissé pas transparaitre j'aurais aimé que la maison soit une unité n'est ce reste pour nous qui allaient bientôt repartir chez nous. Comme en adulte Rama m'avait déclaré qu'elle aussi voudrait la paix mais pas Dibor dans les parages. La même chanson, qu'elle était une manipulatrice et une menteuse.

Notre discussion devenait de plus en plus profonde au point que j'avais voulu éclaircir ma lanterne des trois nuits dans la chambre de Samba. D'un air déjà informé, elle m'avait dit que le fait d'avoir passé la nuit dans la chambre de Samba était un calomnie et mensonge de Dibor pour la rabaissé à son niveau étant donné qu'elle était une fille de mauvaise mœurs.

J'étais un peu dubitative et pour avoir une réponse dont je ne douterais pas c'était Diarra qui devrait me le fournir. Elle n'était pas facile à convaincre de parler, ce qui allait m'obligé à mettre les bouchés double étant donné que la parole de Dibor comptait dorénavant pour du beurre.

Mais parait-il, selon Rama, avant leur venu, au nouveau centre, Dibor dormait dans la chambre de Samba, à leur venu, Samba lui avait dit de déménager dans la chambre des filles mais qu'elle n'était pas contente de le faire. D'accords maintenant, je pouvais conclure que j'étais tombée dans une maison de fou qu'est-ce leur prenait de dormir dans la chambre d'un homme marié. Comme n'étant pas ami avec Dibor j'avais une réserve sur ces paroles et encore je devais magouiller pour faire parler Diarra.

Diarra était la plus secrète en terme de révélation, je me rapprochais d'elle subtilement telle une vipère sur sa proie pour le besoin de l'investigation. Après qu'elle avait mordu à l'hameçon, je devais me dépêcher car deux questions pouvaient éveiller des doutes alors je m'étais résolue à lui posé une seule question. J'avais déjà échafaudé mon plan, qui de lui demander en pleine discussion d'un sujet banal en lui posant la question sur le confort du salon pour la nuit avant l'obtention des lits du poste. Naturellement elle s'était mise à m'expliquer, qu'elle au début ne vivait pas dans le poste mais chez le chef de village, que Samba quelques jours puis Dibor étaient venus. Passait-elle la nuit dans la chambre de Samba, elle m'avait répondu que oui avec sa fille sur ou en dessous du lit, elle l'ignorait. Pour Rama, elle m'avait répondu que non mais qu'elle la voyait souvent rentrer dans la chambre de Samba. Pour la première fois, elle m'avait confié ces doutes sur la relation bizarre entre le trio mais depuis qu'elle était allée vivre dans le poste avec eux, elle se tenait à l'écart ou essayait de se tenir à l'écart des concurrences entre deux ainsi que des problèmes.

Quand on parle de problème, on en voyait sa queue et cette fois ci quelqu'un avait allumé une bombe confirmant les affirmations de Bilal au sujet des apprentis aides de Samba.

En effet Demba, sous son propre chef avait consulté un malade à domicile sans en avisé Samba. Le lendemain l'accompagnant du malade traité était venu se plaindre car il lui avait facturé un ordonnance très cher sans pour autant acheté le nécessaire pour son traitement. Samba l'ayant appris était furieux qu'il puisse prendre un risque aussi grand. Cette fois la pilule avait passé mais ce n'était pas la première fois car le second coup de Demba était l'escroquerie.

En fait Diarra vendait des médicaments en réserve en cas d'urgence, ayant un patient nuitamment et que la patiente avait promis de payer le lendemain. Demba avait libéré le malade et Diarra ignorait qui était le malade car elle n'avait pas pu voir son visage ou de ses accompagnants. A propos du payement des médicaments, pensant qu'elle avait perdu son argent comme à l'accoutumer quand un malade recevait son traitement, il ne revenait pas pour payer ce qu'il devait malgré sa promesse. Là avait commencé une vraie chasse à l'aiguille dans une motte de foin. Mais cette fois ci, ce n'était pas pareil car nous n'étions pas face à des fuillards mais face à d'honnêtes gens qui avaient payés leur dû à Demba. Comme peut être ses autres tentatives Demba avait fait croire à Diarra qu'il n'avait pas du tout eu des nouvelles du patient et qu'il ne savait pas où il habitait. Cette fois ci avec des suspicions de qui était le malade, nous étions parvenus à savoir où habitait le malade. Mais Demba en l'apprenant avait déconseillé Diarra de le cherché là-bas car il ne vivait pas la bas.

Celui qui sème le vent récolte la tempête, la tempête avait englouti à Demba, de bouche à oreille, l'histoire était parvenue à l'accompagnant du malade qui s'était empressé au poste de santé pour laver son honneur. Heureusement que Demba était de sorti car nous avions évité un drame. Au téléphone Demba avait admis avoir reçu de l'argent et qu'il l'enverrait par l'intermédiaire d'un jeune homme. Plus tard dans la soirée, il était venu sans explication, il avait mené naturellement sa routine.

Que pouvait-il faire de plus, rien la tempête était suffisant comme punition. Les jours étaient passés et il avait diminué son langage et ses discours sur la sagesse, l'honnêteté… Selon moi, il avait bienfait car il n'était plus digne de s'ériger en sage depuis que nous avons découvert que l'habille ne faisait pas le sage.

Le centre regroupait des personnalités qui représentaient chacune les gens de notre population principalement ceux qui s'élèvent en exemple religieux mais qui n'en sont pas en réalité. Être ce qui t'arrange un jour et s'abandonner aux vices le lendemain, c'est vraiment déplorable et dommage pour notre pays.

Comme d'habitude, regroupant des pécheurs, tout le monde faisait les sourds et muets sur l'affaire de Demba et la vie avait continué son cours.

Malgré l'histoire de Dibor, je ne pouvais dire qui était le meilleur des habitants du centre. Cela paraissait surnaturel, chaque histoire avec son absurde bizarritude et Demba n'en était pas à son premier coup. certes peu de temps avant, il avait rusé pour avoir de l'argent en se servant de son faux titre de médecin, une faute de plus que Samba était obligée de lui pardonné encore. Qui pourrait lui en vouloir étant donné, qui travail tant à faire des diagnostics s'y croirait à la longue être plus compétent qu'un médecin qui aurait acquis un diplôme après huit ou voire dix ans d'étude ardus en faculté de médecine. Je ne pourrais le blâmé de son comportement car ne connaissant rien à l'éthique ni à la déontologie et ni aux chartes de la profession infirmière. Cela était la formation de Samba et il se devait continuellement de couvrir ses éléments car ayant commis la faute d'avoir oublié de leur enseigner la pratique sans y inclure la théorie qui constitue l'une des bases de la profession infirmière.

Chapitre 6

Comme nous pouvons le dire qu'il ne fallait pas vendre la peau de l'ours sans au préalable l'avoir tué.

Une grosse bombe avait éclaté dans la maison pendant que je m'aventurais dans les gros dossiers de Demba. J'avais trop était imprudente sur ce coup-ci et décidément les personnes incluses dans ce brouhaha étaient bien évidemment Dibor, ce ni ne me surprenait pas, Ramsès, j'y avais pensé à coups sûr, Rama, Soraya, Ngora et moi. Et oui pour la première fois j'étais vraiment surprise de me retrouver dans des histoires impliquant un homme par-dessus le marché. Dans ma tête, cela me paraissait comme une comédie étant donné que les hommes étaient le cadet de mes souci parce que relayer au dernier plan de ma vie.

Vous vous demandez surement comment j'avais pu me retrouver dans ce merdié, en vrai dire moi-même je l'ignorais et je commençais dans ma tête à reconstituer les faits pour comprendre ce qui c'étais réellement passé derrière mon dos. Mais en y pensant je vous direz que la tentative de Ramsès de se rapprocher de Dibor avait été vaine mais que la balle sortie des magouilles de la belle Ramsès m'avait belle et bien touchée sans que je m'y rende compte. Cette fille était vraiment quelque chose, elle parvenait toujours à ses fins et je ne pouvais penser que le début de mes soucis serait à cause d'un homme malgré mon hostilité envers eux. Cette hostilité ne date pas d'aujourd'hui car moi en amour ou en amitié, je donne tout mais je ne recevais jamais le fruit de mon cœur. Pour vous dire simplement qu'il ne servait à rien d'accorder toute votre confiance et votre cœur en une seule personne surtout dans l'ère où nous nous trouvions car personne ne pense qu'à soi, soit vous lui servait ou soit il vous abandonne pour se mettre à la recherche de la personne qui peut lui servir. Nous disons souvent que c'était les femmes qui étaient manipulatrices et intéressées mais je pourrais affirmer haut et fort de mon vécu que ce phénomène ne touchait pas seulement les femmes mais les hommes aussi. Ainsi va la vie nous n'avons plus d'homme digne de ce nom rare je pourrais le qualifié, certaines dises que c'était la dureté de la vie qui avait amené ce changement des personnalités. Peut-être était-ce vrai, j'en ai nulle doute que la pauvreté puisse les amenés dans cette extrême mais quoi qu'il soit, ils ont leur raison que je ne pourrais débattre à leur place.

Cela ne m'avait pas étonné car dans le centre de santé les sujets d'hommes étaient des sujets de conversations les plus prisés et toujours à l'ordre du jour.

Un jour dans les jours, un homme du prénom de Ngora avait pénétré dans le centre de santé. Il était venu accompagner d'un ami pour lui faire circoncire ses enfants par Samba.

Mais une autre histoire repris la place avec la venue du futur petit ami de Dibor et du petit ami de Rama Ngora.

Décidément, je n'appréciais guerre les hommes de ce village car trop coureurs de jupon à mon gout, d'où moi-même j'avais eu à faire les frais quand j'étais en train de me ravitailler en petit gâteau qu'un homme m'interrompt pour me les payés malgré mon refus car aimant mon indépendance financière. En réalité c'était qu'un mytho, qui j'aurais parié n'avait rien dans les poches. En plus me faisant perdre mon temps dans des discussions inutiles. Il m'avait part d'un intérêt comme d'être son amante en échange pour l'achat de petits gâteaux. Je croyais rêver, il avait vraiment osé me dire ça et devant des gens qui n'avaient pas réagi, c'était le monde à l'envers, je me faisais harceler en public et tout le monde prenait ce comportement comme normal. J'avais gardé mon calme par respect et décliné son offre mais tenant ma main, m'empêchant de continuer mon chemin, il m'avait convaincu de lui donner mon numéro. Ce que j'avais fait avec plaisir, qui s'y frotte s'y pique car il avait reçu un gifle magistral de ma part sans que je le touche mais seulement à la force de mes mots qui étaient de loin des douceurs que l'on pouvait manger à volonté. C'était la dernière fois que l'avais revu dans les parages.

Mais revenons à nos mots et tons, c'est-à-dire la pagaille qu'avait semée Ngora. Ngora, comme tous les hommes qui s'aventuraient dans le centre de santé, était aussi marié et avait déjà eu des enfants.

Il était entré dans la maison, nous trouvant assises Dibor et moi au milieu de la cours, il nous avait saluées avec son ami, Dibor sur le lit du dehors et moi sur une chaise, elle leur fit assoir sur le lit comme étant plus spacieux. Ils s'étaient assis sur le lit, Ngora avait commencé à ouvrir sa bouche en voyant Dibor, teint clair tout potelé avec des formes généreuses, en demandant à Samba combien il fallait pour avoir cette fille. Samba d'une aire très ambiancée, lui avait renvoyé la question en lui demandant de poser directement la question à Dibor pour savoir son prix. Je trouvais sa demande très déplacée surtout à l'encontre d'une femme, la galanterie avait quitté mon pays et j'étais très mal à l'aise d'avoir assister à cette scène gênante pour une femme qui aspire à défendre les droits et la dignité de la femme symbole de la couleur rose. Pour le stage j'avais dû garder mon calme et par la suite j'avais compris qu'il parlait du montant nécessaire pour avoir la main de Dibor. D'une aire désintéressée, Dibor lui avait répondu qu'elle n'était pas intéressée et que s'il fallait une somme à offrir, qu'il se devait de l'offrir à sa femme. Vous voyez pourquoi j'aime cette fille, elle aimait se faire indésirable, mytho ou pas j'appréciais cet acte, le meilleur restait à venir.

La discussion était bien plaisante mais avait été écourtée par un appel, en fait mon téléphone s'était mis à sonner et j'avais dû y répondre. Au début cela ne me tentait pas mais, quand j'avais vu le nom de l'appelant, je ne pouvais décliner un offre si temps tant car, il s'agissait derrière le téléphone, un ami de longue date. En gros, un ami qui m'appelait que s'il avait besoin réellement de moi. Certains diront que je devais des amis bizarres et je leur répondrais qu'en effet je le pensais aussi les questions ne manqueront à se succéder aussi sans réponse. Cet ami me contactais que s'il se sentait mal, il pouvait rester trois mois sans nouvel et quand sa copine le largué ou qu'il avait une déception amoureuse, il se souvenait de moi et me contactait. J'étais devenue comme sa consolatrice et sa conseillère personnelle, son dernier espoir comme j'avais l'habitude de le lui dire. La vie paraissait si simple pour lui, il m'avait comme psychologue personnel veillant sur son mental et ses humeurs. J'étais là et disponible pour lui pas parce que j'étais naïve ou quoi que ce soit mais je l'écoutais toujours à chaque fois parce qu'on avait beaucoup de point commun. Au temps il avait été un bon ami avec moi dans le passé, il était comme ma conscience, il m'avait poussé dans mes limites dans la tentation et m'avais permis de me rendre compte de la force de l'encrage de mes valeurs et de mes principes en moi. Bon comme mauvais, le lien de reconnaissance s'était créé entre lui et moi.

Certains pourront douter du genre de tentations d'où j'étais confrontée et certains pourront dire que cela était plus que de l'amitié, hé bien ils auront tout à fait raison, car le lien était né d'un coup de foudre avoué, vécu mais non progressif. Etant deux adultes, au courant de ce lien et conscients de la situation, nous avions renoncé mais conserver cette complicité en vivant chacun sa vie et à la recherche d'un peut être parfait âme sœur. Ceci montre la maturité de deux personnes à mon avis et la possibilité d'une amitié sincère entre homme et femme. De nos jours l'amitié entre homme et femme à l'air d'un mirage mais cette amitié la existe belle et bien car à par un sentiment d'amitié, je ne ressens d'autres sentiments envers lui.

J'avais décroché le téléphone, abandonné une belle investigation ou bien une belle quête de la curiosité intellectuelle. Avec mon ami au téléphone, nous avions discuté énormément voir deux heures de temps sur le fils. C'était pas crédit alors la durée ne me dérangeait pas tant que le sujet de la discussion était intéressant. C'était le cas car en termes de discussion nous étions souvent en symbiose dans la succession des idées sans oublier que nous avons passé presque une heure de temps à se disputer, ceux-ci était normal. Dans cette discussion, j'avais appris beaucoup, je m'étais rendu compte de beaucoup de chose dans ma vie sur plan professionnel et personnel. Il m'avait permis de voir mes perspectives et ainsi m'interpelé sur la démarche à suivre. De son côté, il voulait être rassuré s'il avait bien fait son choix de spécialisation. J'étais très flattée qu'il m'avait demandé pour la première mon avis en comptant sur ma qualité d'experte en la matière. Cette discussion avait été très enrichissante mais pendant ma discussion, je guettais les moindres gestes compromettant tout en regardant Ngora et Dibor sur le lit en train de discuter. Avec le téléphone à l'oreille, je pouvais voir de mes yeux la tentative que Ngora avait entreprise pour se rapprocher de la belle Dibor, tel une araignée qui s'était mise à tisser sa toile pour que sa proie puisse y être piégée. Ma discussion au téléphone était tellement houleuse que souvent les affaires de dragues entre adulte ne m'intéressaient guerre, je n'avais pas pris la peine de gâter ce bon moment de courtisage ou de drague comme on l'appelle souvent.

La parade des oiseaux était belle et bien jusqu'à que je pu épuiser mon dernier recours marquant la fin de mon appel. Je n'espérais pas le retrouvé dans la cours et mes désirs étaient des ordres, il était au poste en guise d'aide à Samba. J'étais bien soulagée de voir un homme du village hors de mes discussions et surtout en ma compagnie. J'avais retrouvé Dibor avec sa fille allongées toute seule sur le lit. A mon retour, elle s'était redressée et d'un regard, elle m'avait appelé pour m'inviter à s'assoir sur le lit à côté d'elle. Aussitôt assise, à voix douce, elle m'avait raconté qu'il lui avait proposé de devenir sa maitresse mais le pire ce n'était pas ça. Pendant que je discutais de mon côté, Dibor et Ngora avaient sympathisé et s'étaient échangés leur numéro.

Parait-il pour Dibor, Ngora entretenait une relation avec Rama, que Ngora lui avait raconté qu'il était le Sugar Daddy de Rama et que Rama était sa Sugar Baby. Le jeu du Sugar Daddy et du Sugar Baby était un jeu d'adulte, le but de ce jeu c'était de faire une transaction ou les deux joueurs gagnés s'y trouvés à leur compte. Le principe du jeu était simple, la jeune femme ou la jeune fille car les gouts différés, devait se dégotter un homme de l'âge de son père ou de son grand père ou même l'âge de ses aïeuls qui soit disposé à couvrir certains de ses dépenses ou de lui offrir des cadeaux et des présents, la gâtant comme une princesse en échange la fille devenait sa maitresse, son amante privée et disposée à lui offrir ses services quand il le désirait et qu'importe l'endroit. Souvent les Sugar Daddy louaient des appartements pour leur Sugar Baby et surveillaient leur moindre geste car ils les considéraient comme des propriétés privés. En somme ce jeu était une façade de la prostitution, en réalité une prostitution cachée que les gens connaissaient mais qu'ils considéraient comme normal.

Tout cela c'était passé sous mon nez sans que je ne puisse m'en rendre compte, j'avais rien aperçu ni vue passé tellement j'étais concentrée sur mes investigations. Et pourtant ça sauter à l'œil nu, j'aurais dû me douter de tous ces dépenses excessifs, les nouveaux habits, les effets de toilette et les parfums chers comme le fruit du démon ou la gamme Rosélise qui coutait tout un salaire mensuel, ne pouvait être le fruit du travail pour des personnes non-salariés. Je commençais à comprendre leur inquiétude sur les fin du mois creux, d'un côté je me débrouillais en économisant car je ne pouvais suivre leur rythme et de l'autre côté Dibor me raconté qu'elle venait d'une famille riche, Diarra et Rama se vantaient de leur irréprochabilité. L'habit ne faisait pas le moine. Il m'était clair en regardant du fond des choses que l'argent venait des Sugar Daddy. Je ne pouvais y croire mais je ne pouvais écarter le fait que chacun des habitants hommes comme femmes vivaient au-dessus de leur moyen. D'une poste de santé, je vivais dans une maison close dans la façade de centre de santé. Pour de l'argent les filles étaient prêtes à tout, il y avait plus d'honneur qu'elles avaient l'habitude de chanter ni de dignité que je pouvais les regardés avec mes yeux. C'était la triste réalité mais aussi la réalité de ce qui se faisait le mieux dans cette génération, la prostitution déguisée, offrir son corps pour de l'argent, pour des biens, offrir son corps pour pouvoir vivre au-dessus de ses moyens. Au Sénégal nous appelons ce phénomène le « mbarane », certaines filles l'utilisaient pour justifier de la moralité de l'acte mais au fond même si elles admettaient être entretenues par un homme, elles n'admettaient jamais être passées sur le lit d'un homme alors que quatre-vingt-dix pour cent des « mbaraneuses », les filles qui s'effectuaient au jeu de mbarane étaient déjà passées sur le lit de chacun de leurs bienfaiteurs. Les filles de la maison n'étaient jamais d'accord sur mon point de vue et j'avais eu connaissance du pourquoi.

Qui était-ce pour les jugées ni porté jugement sur mes aînées, personne étant donné que nos réalités, nos pensées et nos gouts différés complétement.

Tout paraissait si calme jusqu'à ce que Ngora revienne du poste de santé suivi de Samba. Comme étant dépourvu de discrétion, il avait sorti de sa poche quelque chose et voulu le donné à Samba qui avait renvoyé sa main et avait refusé aussitôt son don. Le contenu de sa main était sans surprise de l'argent que j'ignorais la somme. Samba avec l'aide de la courtoisie lui avait rappelé que l'argent n'avait pas sa place entre eux car ils n'entretenaient pas n'importe quel lien parce qu'il était comme son frère. J'aurais aimé ne pas assister à cette scène et qu'il ait eu une discussion ailleurs mais bref. Il avait refusé l'argent de Ngora, il s'en était allé directement dans sa chambre et nous avais laissé avec lui.

Sur le chemin du retour, comme Ngora ne désirait pas retourner l'argent dans sa poche ou à son ami qui le lui avait donné pour honorer le payement de la circoncision de ses deux enfants, il l'avait donné à Dibor. Celle-ci avait refusé aussitôt car ignorant le pourquoi il lui avait donné ou peut être que c'était pour le donné à Samba ce qu'elle n'accepterait pas après le refus de celui-ci. Mais Ngora avait insisté pour qu'elle le prenne, discussion et négociation en vaine, il l'avait jeté sur Dibor en lui disant de prendre cela pour s'acheter une boisson grand modèle et que nous puissions nous rafraichir. Dibor l'avait pris avec plaisir en me disant que Dieu était bien et en pensant à qui pourrait nous offrir des rafraîchissements, l'argent était tombé du ciel. Après son geste Ngora était reparti mais cette fois avec les enfants de son ami et son ami au bord d'une voiture que j'avais croisé en rentrant après mon appel. Au début, je ne me doutais pas de la somme car logiquement une boisson devrait couter que mille franc cefa et qu'il avait dû soustraire de l'argent qu'il devait donner à Samba. Le suspense était telle que Dibor n'ayant pas touché à l'argent que Ngora lui avait jeté sous les draps s'était empressée de retrouver et de le déplié. A notre grande surprise cette somme pouvait acheter dix boissons au maximum, je ne pouvais pas le croire c'était un billet de dix mille franc céfa. En repensant à Samba, je ne pouvais m'empêcher qu'il était passé à côté d'une bonne occasion et Demba qui pensait se faire de la monnaie à cause de l'aide apporté à Samba n'allait pas en voir la couleur. Cette fois ci nous avions tiré le gros billet. Comme ayant assisté à la scène j'étais aussi gagnante et Dibor m'avait promis la moitié de l'argent me permettant au moins d'avoir une stabilité pour la fin du mois m'enlevant un poids pour les dépenses imprévus. Dans ma tête cet argent était une aide du très haut, une aubaine pour briller dans le noir et faire disparaitre les nuages noirs du manque d'argent. Sur ce je n'avais pas refusé l'offre de Dibor mais que je l'avais accepté avec plaisir. N'étant pas une fortune, ni une somme ridicule, elle était mieux que rien pour quelqu'un qui ne travaillait pas et par-dessus du marché, ne comptait sur pas sur l'appui d'un homme pour survivre.

Cet argent était une bénédiction pour mon portefeuille mais sera source de problème pour moi dans ma vie au centre de santé étant donné que des clans s'étaient créés. Cela ne fut pas une surprise pour moi, les temps étaient dures quiconque se serait permis de s'y aventurait en y mettant son grain de sel pour en avoir sa part du gâteau. Mais quand même ignorant mon amour pour l'argent cette quête était perdue d'avance.

Une heure plus tard, après avoir célébrer nos cinq mille tombés du ciel avec Dibor, elle était rentrée se coucher et moi rentrée pour me faire une soirée cinéma, j'avais retrouvé Ramsès en face de moi d'une aire intimidante qui voulait parler avec moi, ce que je lui avais permise avec plaisir. Au début de la discussion, je pensais qu'elle voulait me parler de Soraya mais non.

Je n'avais aucune idée du sujet qu'elle voulait que nous abordions, elle avait commencé par me dire que les dix mille franc que nous avions reçus ne nous appartenaient pas. Je suppose que vous voyiez ce don je parlais, elle était en train de me réclamer l'argent. C'était hilarante, je vous jure, je me croyais en rêve en plus de cela, elle s'était mise à me raconter de ce don avec assurance comme si j'avais été par hasard entre temps sourde ou aveugle. Je me demandais dans mes pensées où c'était écrit stupide sur mon front. A cet instant, je me sentais très naïve du simple fait que l'idée qu'elle avait pu penser cela de moi, je me répétais dans la tête si moi Olivia j'avais la tête d'une clown avec le nez rouge symbole de la bêtise ou quelqu'un, qu'une personne pouvait malmener ou marché sur la tête ou une personne mouton qui suivait la cadence. En plus de son discours Ramsès m'avait rajouté que ce n'était pas grave car je n'étais pas au courant et m'avait recommandé de ne pas prendre l'argent pour ne pas m'attirer des problèmes ou bien de prendre ma part et de la donnée à Rama. Pour moi c'était hors de question, silencieuse, je l'écoutais car elle n'avait jamais su mon amour pour l'argent à travers mon allure innocente, je n'étais pas moins une fille manipulable. Saoulée de son discours qui ne me servait à rien, je lui avais demandé comment elle avait pu être au courant de l'histoire de l'argent, au début elle m'avait raconté qu'elle était présente quand Ngora avait donné l'argent à Dibor. C'était impossible car je ne m'étais pas souvenue de l'avoir vu, puis je lui avais posé la question à savoir si elle était au courant de ce qui avait été dit quand Dibor et moi étaient dehors avec Ngora. Un peu confuse, elle m'avait répondu qu'elle se trouvait dans la maison et par les grilles, elle avait vu la scène. A mon tour, je lui avais répondu comment elle pouvait juger ou placer un mot sur une affaire qu'elle ne connaissait pas, munie de toutes mes sens, je n'avais fait que ce qui était juste. Puis je savais qu'elle n'était pas convaincue de mon récit et voulait me faire passer pour une menteuse en me disant que c'était peut-être une magouille de Dibor et la même chanson repris, je lui répétais la même chose que j'avais été présente sur la scène. Mais quelque chose m'intriguée car pour quelqu'un qui avait regardé de loin, elle avait beaucoup d'information sur ce qui s'était passé dehors. Mine de rien oubliant l'histoire de l'espionnage qu'elle avait monté de toute pièce, elle avait décidé de me raconter son récit en détail et d'arrêter ces histoires à dormir debout qui ne marchaient pas sur moi étant donné que je n'avais pas peur de me faire des problèmes ce qui était mon quotidien dans l'école de formation en science infirmière. Elle avait calmé ses ardeurs en me disant qu'elle ne voulait pas me le raconté mais qu'elle n'avait plus le choix car Rama lui avait envoyé un message pour me le demandé car au moment où j'étais dehors avec Dibor, Ngora discutait au téléphone avec Rama. Apprendre cela n'était pas une surprise et cela avait confirmé les dires de Dibor du fait qu'il entretenait une relation de Ngora.

Et parait-il lors de leur discutions Ngora lui avait confié que Dibor avait essayé de le dragué et pire qu'il avait laissé dix mille franc cefa à la jeune fille assise sur une chaise et de teint noir pour se le partagé. Je rêvais ou quoi, il était en train de parler de moi, j'avais posé la même question à Ramsès qui me l'avais confirmé qu'il s'agissait belle et bien de moi Olivia.

Je me demandais ce que j'avais pu faire à Ngora pour qu'il puisse porter ce genre d'allégation à mon sujet. Pour vous dire la vérité et pareil à Ramsès, je ne m'étais jamais souvenue ouvrir la bouche pour parler avec cette personnage encore moins frôlé ni touché la main de Ngora même pour une quelconque salutation. C'était la première fois que je le voyais et au moment qu'il avait pénétré la maison mon téléphone c'était mis à sonner. Il était un inconnu pour moi et il avait osé m'inclure dans ses mensonges. Je ne savais le sentiment de Ramsès après tout ce que je lui avais dit mais moi j'avais pleines de sensations, d'un côté, j'étais très en colère et de l'autre côté j'avais envie de rire tellement que je m'étais mise à détester les hommes et Ngora encore plus. Cela pouvait paraître banal mais le mal était déjà fait, je ne pouvais me défendre car je ne voulais pas gâter la fin de mon stage, je me devais de vivre naturellement comme si de rien ne c'était passé.

Même si Ramsès n'était pas convaincue de mon innocence, j'avais pris le temps de lui répéter que Ngora était un menteur, que moi Olivia, je n'allais pas jouer à son jeu et que je voulais que lumière soit faite sur cette histoire. Je désirais la justice et surtout qu'il vienne me dire en personne pourquoi, il s'était acharné sur une inconnue, pourquoi, il ne s'était pas prise à une autre et pourquoi son choix s'était porté sur moi. Devait-il se servir de moi pour se sauver lui, son acte m'avait touché au plus profond de mon cœur, un homme mentir en se servant de moi, hélas ce n'était pas la première fois et cela faisait toujours mal de revivre cela.

Tout était trop pour moi, je vivais le présent et le passé en même temps, ce passé qui m'avait détruit et dépouillé de ma meilleure amie en guise de dommage et intéressé.

Pour un temps j'avais détesté les hommes de tout mon cœur mais maintenant que j'avais compris que tous n'étaient pas pareils mais tout de même que certains hommes comme Ngora ne méritaient pas de vivre et avaient d'office leur place en enfer. Car comment avoir une relation avec l'une des meilleures amies et courir derrière l'autre en détruisant son image pour qu'elle accepte d'avoir une relation avec le petit ami de sa meilleure amie. Ceci n'était pas la meilleure dans les prouesses des hommes car le pire était de faire chanter l'une des amies soit de sortir avec lui ou soit de faire tout son possible pour faire briser le lien amicale qui avait mis des années à se solidifié. Chose promise, chose due, il avait réussi à séparer à jamais deux amies en manipulant et en mentant que soit disant qu'elle lui courrait derrière, que c'était une mauvaise amie en la convainquant de ne lui la revoir en posant l'ultimatum du choix entre lui ou sa meilleure amie. Certes la meilleure amie ne se mariera pas avec sa meilleure amie mais aujourd'hui les promesses s'étaient essoufflées, ils partirent chacun de son côté mais une longue relation s'était brisée grâce à lui. J'avais dû payer la lourde perte d'une meilleure amie à cause d'un homme et cette fois ci ma parole avait été mise en doute à cause d'un homme encore.

Cette fois ci je ne comptais pas me taire et voulait immédiatement le raconté à Dibor mais Ramsès m'avais fait promettre de ne rien dire. Cela me faisait énormément mal mais j'avais fini par lui accordé sa demande. Avant de se retirer elle m'avait demandé si Dibor m'avait donné l'argent, je lui avais dit que non mais qu'elle honorera sa parole, que j'en étais sûr mais elle en douter en me disant qu'elle ne le ferait pas. En guise de réponse je lui avais répondu que tout ce qui se disait dans la maison n'était pas à cent pour cent vrai comme le cas de Ngora et quand à Dibor, cela était mon problème, pas la sienne.

Certes je lui avais promis de ne rien dire mais tôt le matin, je me sentais épier de mes moindres gestes et contacts avec Dibor, pourtant j'avais tout raconté à Ramsès mais j'avais l'impression que j'étais seule dans cette affaire et que mes sentiments comptaient que du beurre. Me rendant compte de cela je voulais tout raconter à Dibor mais je ne pouvais pas à cause de ma promesse à Ramsès. Comme promis, Dibor m'avais donné la moitié de l'argent que j'avais soigneusement rangé, il y avait trop de bruit mais je n'étais pas à un doigt de renoncer à cet argent, j'étais disposée à parler et à écouter quiconque oserait se dresser contre moi.

A la base, je n'étais pas au courant que Soraya était au courant de l'histoire de l'argent, j'aurais dû m'en douter, c'était un clan et tout le monde sans exception était mis au parfum de la situation. En allant dans la salle de pansement, elle m'avait demandé de me voir un petit moment, ce que j'avais accepté en ne doutant pas du sujet qu'elle allait aborder, elle m'avait sorti tout d'un coup l'affaire de l'argent en me demandant si ce que j'avais reçu de Dibor était un prêt ou l'argent de Ngora. Je pouvais mentir mais cela n'avait pas d'importance pour moi qu'elle sache que c'était l'argent offert par Ngora.

Pour la première fois j'avais été vexé, une fille que j'adresser à peine la parole, qui osait me parler ainsi, en m'accusant par-dessus le marché de voleuse se faisant en m'exhortant de rendre l'argent. C'était le monde à l'envers, elle ne me laissait même pas le temps de placer mots, tout ce que je détestais mais je ne pouvais me rabaisser à la hauteur d'une telle personne. Décidément je ne pouvais discuter avec elle mais heureusement j'avais aperçu Rama sur le couloir. Je l'avais convié à notre discussion comme elle était la source de tout ce problème. Tournant le dos à Soraya, je lui avais raconté comment c'était déroulé la scène car j'étais présente pour être qualifier de témoin tangible, que son prétendu petit ami était un menteur et qu'il n'avait pas à m'inclure dans leur problème. Je pouvais conclure sans leur dire que l'argent était mienne et que je ne comptais pas le partagé. Si tout n'était pas devenu clair dans leur tête, je n'y pouvais rien, j'avais essayé en vain de lui dire que Ngora n'était pas une bonne personne mais peine perdu à part entendre du mal de Dibor, elle ne voulait rien entendre et ne je pouvais la soutenir dans cette lancée. En réalité j'étais déçu de Rama au moins admettre la culpabilité de Ngora m'aurait fait du bien mais rien. Qui était vraiment Ngora pour se comporter de la sorte sans que l'on puisse dire mot sur lui, de toutes ces agitations ma promesse n'avait plus lieu d'être, je détenais la vérité mais ma parole comptait que du beurre. Depuis cet affront que j'avais pu subir avec Soraya, je cherchais le bon moyen pour le dire à Dibor car elle seule pouvait me rendre mon honneur. J'étais complétement prête à faire alliance avec Dibor et laissé à vie mes co stagiaires. Au début ce n'était pas facile car elles se mettaient toujours entre Dibor et moi pour que je ne puisse pas parler mais peine perdu, j'étais disposée à faire éclater la vérité même s'il fallait retourner toute la maison. J'étais tellement blessée que l'attente d'un bon moment me paraissait longue et puis je m'étais lancée en racontant tout à Dibor. En ce moment-là je n'avais pas peur que Ramsès le sache car je savais qu'elle me surveillait et écoutait mes discussions avec Dibor. D'une façon ou d'une autre j'étais soulagée de lui avoir dit que c'était comme si un poids m'avait été enlevé de mon dos. La réaction de Dibor n'était pas une surprise, elle parlait à haute voix que ce s'il fallait demander des comptes à quelqu'un, que c'était à elle car l'argent lui avait été remise. Comme, elle s'emportait pour autant comprendre que Ngora n'avait pas prononcé son nom ni avoir admis qu'il lui avait donné l'argent mais bien au contraire qu'il me l'avait donné moi Olivia. Elle avait mis du temps à comprendre mais quand même, elle était indignée du comportement de Ngora et y'avais de quoi à être indigner. Avant qu'elle ait pu assimiler la nouvelle, je l'avais regardé fixement dans les yeux en lui demandant si j'avais déjà adressé la parole à Ngora. Pourquoi, il avait pu mentir à mon sujet, une inconnue qu'il voyait pour la première fois. Dibor m'avait répondu qu'il avait dû faire cela pour ne pas que Rama ne doute de lui mais qu'il ne fallait pas que je m'inquiète, qu'elle passerait dans sa boutique pour lui dire ces quatre vérités. Je trouvais que c'était bien et même une bonne chose. J'en avais beaucoup encaissé alors j'avais pris la direction de la salle de bain pour me rafraichir. Sur le chemin j'avais croisé Ramsès qui m'avait demandé si j'avais tout dit à Dibor, je lui avais raconté que oui et à l'instant. Je n'étais pas surprise qu'elle ne m'avait pas demandé pourquoi après lui avoir promis de ne rien dire à personne. Je lui avais répondu que si cela était resté entre nous je n'allais dire mot mais les circonstances étaient-elles que je ne pouvais me taire surtout quand des gens comme Soraya s'impliquaient d'où nul droit de me faire la morale ignorant la vérité. Je pouvais lui rajouté qu'elle n'avait pas honoré la part du marché en mettant les choses au clair avec son clan mais cela ne valait pas la peine, elle pensait pareil qu'eux. Elle s'était tue en me regardant, qui sait ce qu'elle pensait dans sa tête. Avant de me retirer, je lui avais dit que j'étais soulagée, que tout le monde le sache car j'en avais eu marre de tous ces problèmes causés par cette histoire. En me rafraichissant, je m'étais rendue compte que Ramsès voulait certainement me piégé et m'accablé de tous les côtés en ne disant pas la vérité à ses acolytes et de l'autre me monté contre Dibor.

Son plan n'avait pas marché et il me fallait renforcer mon lien avec Dibor avant qu'elle ne tente quelque chose contre moi. Aussitôt que j'avais quitté les toilettes, je suspectais que Ramsès avait fait passer l'information sur le fait que j'avais tout dit à Dibor. Pour pouvoir m'en rendre compte, j'étais entrée dans le salon mais à la vue de leur mine déconfite, j'avais compris ; qu'elles m'adressaient ou non la parole cela m'importait peu et cela me ferait des vacances. J'avais agis comme d'habitude avec eux mais je ne pouvais rester dans une pièce avec tellement de nuages noirs au-dessus de ma tête. Je n'avais rien à me reprocher et tant mieux, j'étais sortie du salon pour rejoindre Dibor dans l'arrière cours. A son tour, je lui avais raconté ma mésaventure avec Ramsès et l'humeur mortuaire qui régnait dans le salon. Elle était contente en me disant que j'avais bien fait. C'était trop beau pour être réel, déjà que la situation était tendue, elle s'était mise à parler à haute voix en disant que s'il y'avait des comptes à rendre, qu'elle était disposée pour quiconque s'intéressant à cet argent et qu'elle n'était pas du genre à supplier un homme ou d'aller le rendre visite chez lui pour qu'il se décide à lui donné de l'argent, qu'elle avait la classe et loin d'être une fille facile.

Tellement que c'était drôle, je m'étais mise à rire, je savais que ce n'était pas bien pour se moquer mais pour une première l'histoire de l'argent était close et sans précédent. Pendant que Dibor faisait son grand discours en direction de la fenêtre du salon, j'avais pu apercevoir Rama sortir du salon pour le poste de santé. Ces filles m'avaient sous-estimé mais cette fois ci, j'avais fait échec et match dans la lumière et à la vue de tous. Comme animé par le démon Dibor m'avais proposé de faire revenir Ngora au centre de santé avant que les choses ne refroidissent.

J'étais d'avis mais comme nous aimions le dire, l'homme propose et Dieu dispose.

Le lendemain, un peu pénible pour Soraya et Ramsès à se faire la tête et qu'en à moi, ma soleil s'annonçait à merveille. Au même soir, Ngora avait débarqué dans le centre, au début il m'avait trouvé devant le poste de santé, je ne l'avais pas salué et lui de même, au loin je ne désirais pas lui parler car ne se doutant pas que ces mensonges avaient éclaté au grand jour. En ce moment-là Dibor était à la pharmacie et je l'attendais pour qu'elle puisse parler à cet animal sous la peau d'homme dénommé Ngora. J'étais ravie de voir Dibor arrivée, puis j'en avais profité pour lui annoncer que Ngora était dans le poste et que c'était maintenant ou jamais. C'était peut-être du forcing de ma part mais un affront avait été commis à mon égard et qu'il me fallait laver tout cela enfin que mon honneur puisse être rétabli. Malgré que Dibor m'avait assuré de lui parler je n'en étais pas très convaincue alors j'avais dû attendre jusqu'à qu'elle l'aborde et lui demandé une tête à tête devant le centre de santé à l'extérieur. Je ne pouvais enlever mon regard d'eux, ils s'y étaient et avaient discuté un bon moment puis, je n'avais plus revu Ngora. Je n'étais pas surprise de la fuite de Ngora mais cela m'importait peu car tout ce qui m'intéressé c'était d'avoir le résumé de la discussion entre deux. Dibor n'avait fait pas de suspense et m'avais dit avoir parlé de l'histoire à Ngora, qu'il avait dit qu'il avait parlé de ça à Rama et qu'elle avait dû mal à comprendre, une histoire à dormir debout le récit de Dibor. Parait-il pour elle, Ngora avait honte de ce qu'il m'avait fait. J'étais pas du tout satisfait par cette entrevu et j'avais laissé ça passé car l'importance était qu'il sache ce qu'il avait fait.

Un autre jour c'était terminé et une autre avait repris de plus belle, les filles continuaient à faire la mue, et moi toujours pareil, le soleil était radieux. Cette fois ci j'avais comme l'impression que tout allait prendre fin et qu'une nouvelle histoire débutera sans moi. S'en était ainsi car l'après-midi Ngora était venu au centre de santé pour chercher Mohamed, le gardien du poste de santé qui vivait à l'arrière-cour dans la dépendance. Dans l'arrière-cour, j'y étais assise toute seule pour prendre de l'air et tout à coup, il avait surgi devant la porte de la chambre de Mohamed. Au début, il ne m'avait pas vue mais qu'après qu'il avait frappé la porte et que Mohamed lui ait dis de l'attendre, qu'il sortait, dans l'attente, il avait croisé ma vue. Je l'avais reconnu et je le regardé tel qu'il était mal à l'aise, il m'avait salué dans sa gênante. Moi, je n'avais aucune envie d'ouvrir la bouche à un tel personnage que j'avais répondu en balançant la tête. Je voulais lui faire culpabiliser, je continuais en le fixant aussi intensément qu'il en avait honte et avait cessé de croiser mon regard en baissant la tête. Ngora avait saisi mon message mais je ne pouvais me contenter d'un regard, alors je m'étais levée et marchant vers sa direction, d'un coup il avait pris ses jambes au coup pour disparaitre du centre de santé. Je m'étais rassie et quelques minutes plus tard Mohamed était sorti de sa chambre pour demander après Ngora et je lui avais répondu qu'il était parti sans dire mot. Un adulte de la quarantaine se rabaissé ainsi, l'amour des femmes ne valait pas ce déshonneur et j'étais peiné pour moi. D'un coup toute ma haine s'était évanoui car justice avait été rendu, il ne me resté que de la pitié pour sa femme et ses enfants d'avoir un chef de famille tel que Ngora.

L'heure de solder mon compte avec le clan était enfin venue, pour se faire j'avais pris Ramsès à part pour lui raconter les prouesses de leur cher petit protégé. Comme, elle avait du mal à me croire, je lui avais dit que Dibor avait discuté avec Ngora et que celui-ci avait admis avoir fait cela pour faire plaisir à Rama et qu'il regrettait son acte. Ramsès n'était toujours pas convaincu mais je voulais laisser le suspense. Toujours en défendant Ngora, elle m'avait sorti le truc d'où Dibor avait pu aussi mentir à ce sujet car je n'ignorais pas son passé de menteuse schizophrène. Je le savais et alors ne pouvait-elle pas dire pour une fois la vérité, être son ami ne voulait pas dire que j'irais à l'encontre de mes principes pour la protégée. J'étais témoin mais mes mots ne pesaient que dalle. Pour écourter le suspense, je lui avais enfin annoncé que j'avais vu leur cher Ngora et qu'il ne reviendra pas dans la maison par peur de me confronter. Je l'avais vue et à ma vue, il avait baissé les yeux, qu'il avait tellement honte qu'il ne pouvait me regarder en face, qu'en allant vers lui, qu'il avait fui. Ramsès était stupéfait de m'entendre le dire et pour enfoncer le clou je lui avais rajouté que si Ngora était un homme et que tous les mensonges qu'ils avaient pu raconter, si elles étaient vraies, pourquoi il aurait baissé la tête devant moi, une inconnue à qui il n'avait rien fait. Après mon récit, Ramsès n'avait pas d'autre choix que de me croire et m'avait demandé d'oublier cette histoire et de passer à autre chose. Cela était facile pour elle mais pour moi à une seule condition à savoir que les affaires de clan n'étaient pas mon truc et tant que Soraya était avec elles, qu'elles ne me verront pas aussitôt, car elles savaient ma pensée envers cette personne et que ce n'était un secret pour personne. Elle avait accepté et j'avais laissé tout cela derrière moi en agissant naturellement comme à mes habitudes.

Certes Ramsès avait l'art de trouver et de créer des problèmes mais elle avait une chose de plus que Soraya n'avait pas la courtoisie de s'avouer vaincu et de repartir à zéro. Une qualité que tous les fauteurs de troubles devaient avoir.

Cette fois ci les choses c'étaient arrangées et les filles s'étaient mises à me reparler. J'étais ravie car un autre chapitre de la vie dans le centre était clos.

Chapitre 7

Dans le cadre de la santé, nous avions l'habitude de voir des choses pas très éthique se faire comme les avortements clandestins et autres. C'était un bisness fructueux et beaucoup de sages-femmes s'y adonnées à ce genre de pratique. J'avais entendu dire cela à l'école mais la réalité dépassé de loin tout ce que l'on pouvait croire. Je n'avais jamais assisté à un avortement mais les secrets ne duraient jamais dans ce centre de santé et parait-il selon les rumeurs l'acte était simple car selon une sage-femme, il fallait donner un médicament qu'il fallait glisser sous la langue et le tour était joué. Après l'avoir ingérer, la patiente en état de grossesse dans les douze heures, allait avoir des maux de ventre. Car ce médicament servait à déclencher un avortement prématuré, ainsi la femme évacuée au poste pouvait se faire extraire tranquillement le fœtus et ainsi retourné chez elle comme si rien ne c'était produit. C'était ingénieux, qui pourrait suspecter qu'un mal de ventre était une grossesse en cours à moins qu'il y ait des complications. De là j'avais compris que tous les avortements dans un poste de santé n'étaient pas souvent naturelles mais provoqués. Je ne m'entendais pas trop avec Soraya pour aborder ce sujet à propos de notre poste de santé surtout avec tous les cas d'avortement répertorié dans le mois. C'était peine perdue et là une idée m'étais venue, pourquoi pas continué mon investigation sur les avortements clandestins dans un autre poste de Santé en demandant des informations à l'une de mes amies stagiaires sage-femme, Anne Sophie. Ses révélations étaient troublantes car la sage-femme en charge du poste de santé pratiquait l'avortement. Au début, elle ne savait ce qui se passé chaque nuit dans le poste de santé. Elle apercevait la sage-femme, tard dans la nuit vers le poste de santé, cela l'intriguée souvent que la sage-femme ne lui demandait pas son aide. S'en voulant de ne pas s'être réveiller pour une possible urgence d'accouchement. Le lendemain soir à la vue de la sage-femme vers le poste, elle s'était empressée de la suivre pour lui offrir son aide mais la sage-femme à sa vue lui avait conseillé d'aller se recoucher car la garde de nuit ne faisait pas parti de ses services. Rassurée qu'elle n'avait commis aucune faute, elle était allée se recoucher. Chaque nuit la sage-femme répétait ces navettes dans la nuit, comme en bonne apprentie, elle désirait vraiment aider sa chef mais celle-ci lui avait encore, une fois avec un ton plus sévère cette fois ci, ordonné d'aller se recoucher. Je pense que tout le monde à sa place se poserait la question de ce qu'elle faisait tard dans le poste de santé. Au début Anne Sophie avait peur que sa chef soit une sorte de sorcière que nous avons l'habitude d'entendre leur existence dans les villages ou bien qu'elle soit une ritualiste ou qu'elle devait faire ses bains de minuit comme en premier recours, les villageois fréquentaient les guérisseurs traditionnels ou les marabouts. La situation était telle que mon amie n'

arrivait pas à fermer l'œil complétement la nuit parce qu'ayant peur d'être sur la liste d'une possible mouton de sacrifice. Pour être rassurée et pour ne plus vivre dans le doute, elle avait décidé de suivre en cachette la sage-femme pour savoir ce qu'elle tenait tant à dissimuler. Le soir venu, elle avait fait comme d'habitude. Elle avait demandé à sa chef la permission de se retirer dans sa chambre parce qu'elle avait sommeil, ce qu'elle ne lui avait pas refusé. Elle était couchée d'un œil puis les avait refermées en entendant les bruits de pieds de la sage-femme qui venait s'assurait si elle était bien loin dans son sommeil. Pour elle c'était tellement bizarre car c'était la première fois qu'elle voyait la sage-femme faire cela. A première vue mon amie avait pensé que la sage-femme se doutait ou suspectait quelque chose et avait fini par se convaincre que peut être qu'elle le faisait mais qu'elle n'avait jamais eu l'occasion de le voir car elle dormait. Son plan d'espionnage était toujours au point du jour et elle attendait le départ de sa chef au poste de santé. Moi qui pensais que j'étais la seule à faire des investigations mais je pouvais m'apercevoir qu'Anne Sophie m'avait dépassé en incluant ses méthodes de filature.

Quelques heures plus tard après s'être couchée, Anne Sophie s'était endormie sans s'en rendre compte mais tout à coup se souvenant qu'elle devait suivre sa chef, en rêve elle avait sursauté de son lit pour mettre ses chaussures. Dans sa tête sa chef devait normalement être dans sa chambre entrain de dormir car elle ne pouvait pas dormir à telle point qu'elle ne pouvait pas entendre ce bruit. Pour en être certaine, Anne Sophie s'était empressée devant la porte de la véranda mais sa surprise a été telle que la porte de la véranda était entre ouverte. Elle ne pouvait pas y croire mais elle avait dû être loin dans son sommeil. En essayant de l'ouvrir en ayant en tête de se rendre dans le poste de santé, elle avait aperçu sa chef qui quittait les toilettes pour se rendre dans sa chambre. Celle-ci lui avait demandé ce qu'elle faisait sur la véranda tard dans la nuit et Anne Sophie, un peu perdu lui avait répondu qu'elle s'était levée pour se rendre dans les toilettes et avait vu la porte de la véranda entre ouverte. Elle s'était posée la question si peut être il y'avait pas un voleur dans la maison. La sage-femme l'avait rassuré en lui disant qu'elle n'avait pas à s'inquiéter car c'était elle en entra qui avait oublié de refermer la porte et que c'était ce qu'elle était venue faire. Anne Sophie dans sa tête s'en était voulu d'avoir raté une occasion d'or de découvrir ce qui se tramait dans le poste de santé. Elle s'était excusée et avait demandé de pouvoir se rendre dans les toilettes. Dans les toilettes une odeur de salle d'accouchement y sentait fort en plus elle avait pu voir des caillots de sang dans le lavabo. Anne Sophie n'avait dit mot depuis son retour des toilettes pour son lit. Une question lui trottait l'esprit car si normalement c'était un accouchement ou une urgence, elle devait normalement y assister et savoir pourquoi la sage-femme ne l'avait invité pas. Cette nuit Anne Sophie s'était ruminée plein de chose dans sa tête comme quoi, elle était un fardeau pour sa chef au point qu'elle se passait de ses services la nuit.

Le morale d'Anne Sophie était de plus en plus bas mais je ne pouvais la laissée sombrer ainsi avec le taux de suspense qu'elle avait éveillé en moi. Arrivée à ce niveau, elle voulait se résigner mais en bonne curieuse, je lui avais rappelé que le problème pouvait ne pas venir de son manque de compétence mais bien au contraire de quelque chose d'autre. Plus disposée à me parler, elle m'avait répondu quelque chose comme quoi et à mon tour quelque chose que la sage-femme voulait cacher et qu'elle ne voulait pas qu'elle découvre. L'enquêtrice en Anne Sophie était réapparue et plus que moi elle voulait découvrir la réelle cause de ces parades nocturne au poste de santé et le plus important se prouver qu'elle n'était pas une incompétente. Ma Colombo avait renaquis de ses cendres et les investigations allaient reprendre de plus belle.

S'étant voulu de s'être endormi, Anne Sophie s'était promise de ne refaire la même erreur. Le lendemain comme prévus à l'heure de dormir, elle s'était excusée de se retirer dans sa chambre, ce que la chef lui avait permis. Cette fois ci couchée sur son lit, la sage-femme n'était pas passée devant sa porte pour vérifier si elle dormait. Elle avait trouvé cela bizarre mais son objectif était autre que cela. Elle continuait à guetter le moindre bruit sur le bruit de la porte de la véranda. Pour ne pas s'endormir, elle s'était levée de son lit faisant des allés et retours dans la chambre. Il était tard mais, elle se devait de découvrir l'objet de sa curiosité et cette fois ci, Anne Sophie y eut de la chance car sur le point de tomber de fatigue et de s'endormir, elle avait entendu un bruit de porte qui s'ouvrait. Elle était tellement excitée que toute sa fatigue s'était envolée, elle entre ouvrit la porte de sa chambre et d'un coup d'œil, elle avait vu la sage-femme qui tentait de s'extirper en douce de la maison. C'était le bon moment pour Anne Sophie, l'heure de vérité avait sonné. Aussitôt la sage-femme en direction du poste de santé, elle ouvrit sa porte et s'attaqua à la porte de la véranda. Elle l'avait ouverte doucement, comme une espionne, elle s'était dissimulée dans le noir suivant pas à pas les pas de la sage-femme. Arrivée dans le poste de santé, elle avait vu que la lumière de la salle d'accouchement était allumée. Anne Sophie ne pouvait y entrer parce que la porte était fermée de l'intérieur. Elle avait essayé de savoir ce qui se disait dans cette salle mais malheureusement cette salle était insonore. Peine perdue, elle avait voulu regardé à travers les grilles mais les volets étaient abaissés et le vitre en verre fermé. Décidément Anne Sophie n'avait pas de chance, déçue, elle avait dû retourner dans sa chambre. Le matin beaucoup de questions lui venaient en tête, la salle d'accouchement n'avait pas de secret pour elle, elle y passait presque la moitié de son service entre la salle de consultation et la salle d'accouchement. Sa curiosité devenait de jour en jour plus grande ainsi que la mienne. Pour en avoir le cœur net, elle avait décidé de s'y rendre avant son service mais fut étonnée de trouver la salle d'accouchement dans une propreté impeccable comme si personne ne s'y était aventuré pendant la nuit. Anne Sophie ne pouvait en parler à personne, qui pourrait la croire et quel serait le motif de toute cette histoire qu'elle-même ignorait la cause.

Ne pouvant pas se résoudre à se rendre après tout le sommeil perdu, elle avait décidé cette fois ci d'arriver plutôt dans la salle d'accouchement et de s'y caché. Anne Sophie avait pris sa décision de rester toute une nuit dans la salle d'accouchement sachant que rien ne lui garantissait que sa chef et sage-femme allait se rendre dans le poste cette nuit-là. C'était le risque à prendre car, elle était déjà allée loin.

Le soir venu, elle avait répété son discours devant sa chef en amplifiant son histoire en disant qu'elle était vraiment crevée, qu'elles avaient eu beaucoup de patientes aujourd'hui, et qu'après avoir frôler son lit même un avalanche ne pouvait la réveillée. La sage-femme ne pouvait s'empêcher de rire en lui recommandant d'aller se couché car, elle ne voulait pas risquer de l'emmené au lit sur son dos. Anne Sophie avait pris bien du bon côté des choses cette plaisanterie en lui disant qu'elle n'avait pas à s'en faire qu'elle y allait tout de suite en lui souhaitant de passer une excellente nuit. Anne Sophie, en faisant rire sa chef avait gagné un peu de sa confiance, elle était contente et ravie d'avoir fait un grand pas surtout en s'épargnant une ronde de plus cette nuit. Dans sa chambre Anne Sophie s'était préparée pour se rendre au poste mais en pensant que sa chef puisse se rendre dans sa chambre la trouvant pas dedans lui faisait douter de ce qu'elle avait entrepris. Après de multiples hésitations, une idée lui était venue en tête, elle n'avait plus le choix car d'un moment à l'autre la sage-femme pouvait sortir de la maison et son projet reporté. Vite fait, elle avait confectionné un mannequin avec ses habits et l'avait placé sur le lit, fit apparence d'une personne couchée. Aussitôt fait, elle avait refermé doucement la porte de sa chambre et pris celle de la véranda. Comme une chatte, elle s'était faufilée sans bruit à l'extérieur de la maison. Elle avait fait la partie la plus dure et maintenant, elle devait se rendre dans la salle de l'accouchement. Arrivée sur place, elle s'était souvenue qu'elle lui fallait une clef pour entrer dans la salle. Tout à coup, elle se sentait tellement stupide de ne pas avoir pensé à voler la clef ou même en faire un double. Peine perdue, elle était tellement déçue car elle venait de loin, l'esprit de Colombo ne lui avait pas réussi. Certes, quittée la maison avait été un succès mais l'appréhension du retour la rendait complétement malade au point qu'elle avait pensé dormir dehors jusqu'au petit matin. Ne sachant plus quoi faire, elle s'était assise sur les marches de l'escalier devant la maternité. Mais tout à tout, elle s'était mise à entendre des traces de pas, elle avait tellement qu'elle ne savait pas quoi faire, dans sa tête, elle s'imaginait que c'était un esprit ou un voleur et qu'elle allait se faire violer à cause de son imprudence. Les bruits de pas se rapprochaient et d'un coup l'idée que cette personne pourrait être la sage-femme lui était venue en tête. Ne voulant pas prendre de risque, Anne Sophie s'était cachée pour ne pas être vu et elle n'avait pas tort car c'était belle et bien la sage-femme. Anne Sophie était contente que ce soit elle mais aussi qu'elle ne serait pas obligée de dormir dehors car, elle pouvait se faufiler sans être vue. Elle était tellement contente en partant dans la maison mais s'était dit dans la tête pourquoi ne pas faire une pierre d'un coup en accomplissant sa mission d'espionnage comme prévus. La machine était toujours en marche, Anne Sophie était retournée dans sa cachette, la sage-femme était devant la salle de consultation et mon amie qui voulait se cacher dans la salle d'accouchement pour l'attendre. Devant la salle de consultation, la Sage-femme avait sorti son téléphone pour lancer un appel.

Après son appel, aussitôt un homme habillé de vêtement noir avait fait son entré dans le poste de santé. Anne Sophie avait peur d'être vue car elle ne savait pas que sa cachette était exposée mais heureusement, elle avait pu changer de cachette avant que cet homme ne puisse l'apercevoir. Elle avait pris déjà trop de risque et avait eu chaud. Cet homme après entré dans le poste de santé, il s'était dirigé directement vers la sage-femme. Les deux, face en face, la sage-femme lui avait tendu un papier, celui-ci l'avait pris et en échange il avait sorti une liasse de billet pour la lui remettre. La transaction était faite, mais avant de le quitté la sage-femme l'avait expliqué que dans ce papier, contenait une pilule qu'il fallait mettre sous la langue jusqu'à ce qu'il fond complétement. Quand, elle ressentira des maux de ventre de l'emmener immédiatement au poste de santé pour procéder à l'avortement. Cet homme l'avait remercié et en prenant la route, il lui avait recommandé de lui faire prendre la pilule le matin pour que le soir qu'elle puisse faire son travail à l'abri des regards indiscrets. Anne Sophie était tellement troublée que par imprudence, elle avait sorti un gémissement. Elle avait peur et ne savait pas quoi faire mais la sage-femme ne s'en était pas doutée car croyant surement qu'il devait s'agir des chats qui s'accouplaient.

Anne Sophie n'avait plus le temps de réfléchir et devait se rendre immédiatement dans sa chambre avant que sa chef la devance. Il n'y avait point d'obstacle mais une course de temps, Anne Sophie avait réussi à rentrer dans la maison mais elle avait un problème en entrant car elle ne s'était pas souvenue avoir laissé sa porte entre ouverte.

Il y avait un problème, soit la sage-femme s'était rendue compte de son manège ou soit elle avait vu que du feu à propos de son mannequin. Beaucoup de questions lui tournées dans la tête mais elle avait fini par se convaincre que, si son encadreur s'était mise à douter de quelque chose, elle aurait annulé la transaction de ce soir pour ne pas être découverte. Se réconfortant ainsi, elle était entrée dans la chambre, pris sa place à la place du mannequin qu'elle avait laissé par mesure de prudence, la porte de sa chambre était entrouverte. Quelques minutes plus tard après s'être couché, la sage-femme était venue refermer la porte de la chambre d'Anna Sophie qui était restée entrouverte. L'ayant fermé, elle était revenue cette fois ci en allumant et éteignant la lampe pour enfin refermer la porte. Anne Sophie avait peur que sa chef s'en était rendu compte de sa disparition de sa chambre. Fatiguée de sa mésaventure, aussitôt la tête sur l'oreiller, elle s'était laissée bercer au rythme de morphée.

Le soleil n'avait pas mis de temps à se lever, dans le bureau des consultations, elle ressassait ce qui s'était passé, Anne Sophie voulu chercher dans le registre mais peine perdu car la sage-femme n'était pas stupide de prendre un tel risque. Elle était embêtée car d'une façon à une autre elle avait participé à l'avortement de certaines patientes car elle se rappelait à plusieurs reprises donnée cette pilule abortive. N'étant pas au courant, elle s'y était exécutée comme en bon apprenti. Elle n'ignorait pas ce qu'était la pilule ni les effets dans le corps de la patiente car elle était souvent utilisée pour interrompre les grossesses qui n'avaient pas de chance d'arriver à terme.

Anne Sophie s'en était voulue mais le temps des regrets était dépassé, combien de fois, elle avait pratiqué la méthode l'aspiration pour une évacuation d'utérus, combien de fois elle avait utilisé la ventouse en croyant que c'était une fausse couche. Sans le vouloir, elle était devenue la complice de la sage-femme. Je ne pouvais l'aider car d'un côté tout ce qu'elle avait dit était réel. Elle ne pouvait dénoncer la sage-femme parce qu'elle n'avait pas de preuve et qui dans ce village oserait se soulever contre elle. Tout le monde était complice et elle était bien protégée, à part, perdre son stage, elle ne pouvait rien obtenir de plus. Anne Sophie n'était pas embarrassée que l'avortement fût illégal mais l'était par le fait qu'elle n'était pas au courant.

Nous avions longuement discuté Anne Sophie et moi des pratiques de la sage-femme laissant en suspense nos opinions personnels. Etre utiliser faisait toujours mal mais Anne Sophie avait laissé tout cela derrière elle en se fixant l'objectif de savoir le pourquoi cette sage-femme agissait ainsi. Un sujet qui pouvait vous mener tout droit derrière les barreaux était un sujet sensible que quiconque devrait utiliser avec des pincettes. Le chemin était long et elle ignorait de comment ou quand s'y prendre. Le temps était compté parce qu'elle ne pouvait plus vivre ainsi et avait fixé le weekend pour aborder le sujet mais avant cela elle devait se rapprocher le plus possible de sa chef. Elle lui restait que trois jours pour mettre en place son plan de rapprochement. Si je pouvais vous dire une chose d'Anne Sophie c'est qu'elle n'était pas blanche neige et qu'elle avait l'art de la séduction, le sexe ou le genre l'importait peu du comment qu'elle avait ce qu'elle voulait. Sur ce coup, je lui faisais extrêmement confiance.

Le premier jour elle s'était faite irrésistible, elle suivait à la lettre les ordres de sa patronne tout en lui lançant de petit pic comme du genre qu'elle avait quelque chose de nouveau, qu'elle était belle ou la complimentant sur son accoutrement. J'avais peur qu'elle n'en fasse pas plus que prévus car vue l'allure au lieu d'être proche d'elle que sa patronne allait la fuir croyant qu'elle voulait la charmée. Anne Sophie savait de quoi je parlais mais me rassura de ne pas m'inquiéter qu'elle allait assurer, sacré fille, elle me surprendra toujours. Toute la journée, Anne Sophie ne cessait de tourner autour de la sage-femme, elle faisait des blagues pour la voir sourire et lui disait en même temps qu'elle avait un beau sourire et qu'elle devait s'y adonner aux blagues chaque jour pour assister à ce spectacle. La Sage-femme était contente et lui avait remercié pour ce moment. Pour ne pas laisser refroidir les choses, Anne Sophie l'avait regardé fixement dans les yeux au point d'y plongé en lui disant que malgré qu'elle faisait la tête souvent, qu'elle était une bonne personne qui méritait tout le bonheur du monde et pour finir lui avait demandé de l'accepter comme amie et plus comme une simple apprentie stagiaire. Sa chef était conquise jamais quelqu'un ne lui avait jamais parlée ainsi avec tant de considération. Avec des yeux aussi émues, elle avait accepté sa demande, aussitôt accepté Anne Sophie lui avait tendu sa main en signe d'amitié. Anne Sophie venait de gagner une manche mais pas encore la partie, j'étais tellement fière d'elle, l'élève avait dépassé la maitresse.

Certes, elle avait beaucoup rusé pour devenir l'amie de la Sage-femme, mais en réalité ne l'était pas vraiment, c'était en parole mais pas en acte.

Le soir venu, comme à l'accoutumer, elles s'étaient retrouvées devant la télévision et Anne Sophie devait renforcer leur lien amical avant que cela ne soit un rêve. A son gout certes, elle était dans la même pièce mais elles étaient assez éloignées pour qu'elle puisse arrivée à ses fins. D'un coup, elle s'était levée de son fauteuil en fixant sa chef droit dans les yeux et avait fait semblant d'aller vers les toilettes pour revenir s'assoir sur le même fauteuil que la sage-femme. La sage-femme avait compris son manège du coup des toilettes et ne pouvait s'empêcher de rire en secrète en le voyant faire. Quand leur deux regards s'étaient croisées, elles ne pouvaient tous deux s'empêcher à faire éclater leur rire. C'était un moment très beau, Anne Sophie, au lieu de provoquer de la gênance, elle avait réussi à créer un moment de faux rire pour détendre l'atmosphère. En riant, comme en vrai calculatrice, elle avait posé les mains sur les épaules de la sage-femme et collé sa tête dessus en disant que cela lui faisant toujours drôle d'être éloigné de ses amies, que la chaleur corporelle d'une amie était toujours un baume au cœur et avait un effet positif sur le moral des deux amies. En parlant Anne Sophie c'était littéralement couchée sur les genoux de la sage-femme. La sage-femme n'avait dit mot à cela, la tête sur les genoux de la sage-femme, elle lui avait posé la question du pourquoi, elle n'avait pas fait le premier pas pour faire sa connaissance. Cette question avait surpris la sage-femme qui lui avait reposé la même question du pourquoi, elle ne l'avait pas fait plus tôt et d'avoir attendu maintenant à deux semaines de sa fin de stage. Cette question était pertinente mais la sage-femme ne devait découvrir les raisons derrière ce rapprochement momentané. Naturellement pour répondre à cette question, Anne Sophie s'était relevée pour la fixée en face pour lui dire que si les miroirs avaient peur de son regard qu'il ne fallait pas compter sur elle pour cette rapidité. Cette réponse n'avait pas déplus à la sage-femme et s'était même montrée taquine en tirant le nez d'Anne Sophie. Mais blague à part car Anne Sophie avait fini par dire que l'habit ne faisait pas le moine, qu'elle avait un bon fond, qu'elle l'appréciait énormément, que c'était une personne sincère et travailleuse. Malgré qu'elle ait un objectif autre ses paroles lui sortaient droit dans le cœur. Il se faisait tard et les deux nouvelles amies devaient aller dormir mais Anne Sophie avait insisté que la sage-femme reste au maximum trente minutes car depuis son arrivée, elle ignorait comment s'appelait celle qui était sa nouvelle amie. La sage-femme lui avait répondu qu'elle se nommait Bijou et que dorénavant qu'il ne fallait plus l'appelait madame la sage-femme ou chef parce que l'appelait comme ça même en weekend était ringarde. La sage-femme, Bijou s'était mise à parler à peine un jour c'était une bonne chose. Anne Sophie avait obtenu tout ce qu'elle voulait de cette journée, s'était excusée auprès de Bijou, lui faisant une bise sur la joue, lui souhaitant une bonne nuit en lui rappelant qu'elle se nommait Anne Sophie et l'avait remercié d'avoir demandé. C'était de l'ironie et Anne Sophie l'avait fait intentionnellement.

Une journée c'était terminée sous le parfum de l'amitié et une autre avait débuté sous un soleil radieux. A son réveil, Anne Sophie était légère, elle n'avait laissé le temps changé de couleur. Aussitôt après son bain, elle avait choisi de porter un vêtement avec une fermeture qui longeait de la fesse à son cou. Qui pouvait mieux l'aider que sa chère Bijou. Voulant entrer pour la première dans l'intimité de sa chambre, elle était rentrée dans la chambre à l'improviste d'où Bijou était toujours en serviette et elle son derrière dénudé. Anne Sophie voyant Bijou en serviette s'était excusé d'entrer ainsi mais avait besoin de l'aide de sa chère amie. Bijou, lui avait répondu que ce n'était pas grave et qu'il n'y avait pas de quoi à s'inquiéter en lui demandant ce qu'elle voulait. Anne Sophie n'avait pas placé mot en se retournant pour lui montrer son derrière. Bijou avait compris et lui avait refermé la fermeture de sa robe en lui disant que c'était beau. Anne Sophie s'était retournée, en prédatrice pour lui demander si c'était son corps, ses courbes qui étaient belle ou sa robe. Bijou, très gênée avait répondu que bien sûr qu'elle parlait de la robe mais Anne Sophie, âme très séductrice avec le dernier mot à son avantage, avant de partir lui avait dit qu'elle avait un jolie corps et que quiconque ne pouvait la voir ainsi sans la désirée. Je trouvais cela un peu trop, voir exagéré, un tel niveau de séduction, j'avais peur pour ma copine. Elle me disait toujours que cela faisait partie du plan. Comme au premier jour, au deuxième jour elle s'était mise à flatter Bijou. Bijou appréciait beaucoup voir pas trop amical à mon gout. Anne Sophie me taxait de jalouse mais ce que je voyais me paraissait le début d'une relation amoureuse. Anne

Sophie et Bijou avait passé toute à journée au jeu de la séduction, Anne avait une idée bien précise de ce qu'elle voulait mais Bijou nous ignorons ses réels sentiments. Après le service, elles s'étaient posées tout deux sur le fauteuil en mode câlin, elles discutaient de tout et de n'importe quoi. Anne Sophie ne voulait pas montrer de l'intérêt de beaucoup de sujet avant que Bijou ne puisse suspecter qu'elle était en train d'enquêtée sur elle. Après un long bavardage, Anne Sophie lui avait demandé le pourquoi elle vivait seul et qu'elle devait avoir un mari vue qu'elle était belle, charmante en plus d'avoir des formes de rêve et d'une indépendance financière à l'aide sa profession. Toujours avec les bons mots à faire fléchir le gens. Bijou s'était redressée et lui avait dit que cette nuit, c'était elle qui avait besoin de se coucher sur ces genoux car l'histoire qu'elle allait lui raconté était très longue et qu'à la fin de l'histoire qu'elle comprendrait le pourquoi, elle n'avait pas pu répondre à sa première question à savoir pour pourquoi, elle n'avait pas fait le premier pas. Anne Sophie qui ne demandait qu'à tout savoir et comprendre lui avait répondu que ses genoux étaient à sa disposition et qu'elle pouvait s'en servir autant de fois qu'elle avait le sentiment de se confier à elle.

La tête les jambes d'Anne Sophie, elle avait commencé son récit cinq années plutôt. Elle venait de décrocher son diplôme de Sage-femme et ses parents avaient décidé de la mariée. A ce moment-là, elle avait déjà un enfant qui n'avait pas survécu par la suite. Au début, elle ne voulait pas mais par la suite, elle n'avait pas le choix vue son passé. Elle savait que cet homme ne voulait seulement l'épouser par intérêt car après son affectation, elle aurait, un boulot et de l'argent. Les choses s'étaient passée tellement rapide qu'ils s'étaient mariées. L'homme en question n'avait pas de travail mais gérait un petit commerce qui avait mis quelque temps à s'effondrer. Etant affecté dans une poste de santé avec, un centre de santé comme logement, elle avait hébergé son mari. Cet homme en ne fournissant rien dans la maison était toujours de mauvaise humeur. Elle le supporté parce que c'était son mari. Au début, elle lui offrait la moitié de son salaire, mais il l'avait fait un droit, elle se payait à la tâche alors que son mari, vivait comme un bourgeois. Elle faisait tout pour lui car que sa famille l'accusait de l'exploiter, elle lui recommandait souvent d'épouser une seconde femme. Trois ans après leur mariage à supporter tout le poids de son mariage avec des rumeurs qu'elle ne pouvait pas enceinter ou qu'elle prenait des pilules, ou qu'elle s'était montée un stérilet, elle était parvenue à tomber enceinte. Son mari, avait pris du bon côté la nouvelle mais la désillusion, il ne faisait rien pour être plus responsable. Le mari dépendait de sa femme enceinte. Elle avait vécu les trois premiers mois de sa grossesse en cauchemar, avec ses nausées du matin, son hyper salivation, ses vomissements, le stress et son manque d'appétit, elle vivait mal sa grossesse. Elle ne pensait tenir à ce rythme sans aide mais heureusement avec les demandes de stage, elle pouvait en prendre trois pour souffler pour les cinq à sept mois de sa grossesse avant de demander ses congés plus son congé maternité.

Quand une école s'était proposé de lui envoyer un stagiaire, elle avait sauté sur l'occasion en leur disant qu'elle pouvait prendre deux de plus. Dans sa tête c'était le bonheur complet, quand les stagiaires avaient débarqué, elle ne pouvait contenir sa joie d'avoir enfin de l'aide. Son mari n'y trouvait pas d'inconvénient pour une fois que les stagiaires logeaient dans le centre de santé. Après quelque semaines, elle vivait bien sa grossesse, son mari était doux avec elle tellement qu'elle considérait que ses stagiaires étaient des dons du ciel. Malgré qu'elle fût calme, elle était toujours anxieuse car elle devait se rendre à l'hôpital pour son rendez-vous. Revenu de chez son gynécologue, elle avait annoncé à son mari que sa grossesse se déroulé à merveille et que leur fils allait bien mais devait y retourner pour confirmer son diagnostic d'accouchement. Son mari n'était pas inquiété qu'elle accouche par voix basse ou par césarienne étant donné que son métier était d'accouché de faire accoucher les femmes. Elle aurait voulu un peu de soutient de sa part mais peine perdu. Avec sa grossesse, elle remplissait tous ses devoirs de ainsi que les devoirs de son mari. Jour et nuit son mari devenait de plus en plus exigent, le soleil levé, elle devait gérer son poste de santé, le ventre de son mari et le soir venu, elle devait satisfaire intimement celui-ci. Elle n'avait pas droit à un répit, malgré qu'elle était enceinte, son mari était sur elle pendant toute la nuit, souvent elle était tellement fatigué mais, il ne l'a laissé aucun choix. Il lui forçait la main parfois et le pire qu'un jour quand, elle s'était refusée à lui qu'il l'avait violé. Elle ne pouvait en parlait à personne, toute sa famille était muette et lui avait répondu qu'entre un mari et sa femme qu'il n'y pouvait pas avoir viol. Elle était éduquée mais ne pouvait dénoncer son mari car sa famille lui en voudrait toute sa vie. Elle ne pouvait que le supporté en plus, elle attendait son enfant. Elle était littéralement victime de violence conjugale, physique et psychologique mais dans la culture sénégalaise les droits de la femme étaient des droits encore inconnus. Certaines femmes féministes se battaient pour que les droits de la femme puissent être rétablis mais après un mariage, elles deviennent aussi victimes muettes de violence conjugale. Quelles féministes mariées pourraient se lever pour dire qu'elle n'avait jamais subi de violence conjugale au sein de son couple et quelles féministe pourrait témoigner qu'elle avait subi une violence conjugal et avait traîné son mari devant les tribunaux ou même divorcé pour cela. Nous parlons d'une réalité en parole mais la réalité n'en ait qu'aucune féministe porteuse de parole et confirmée avant le mariage ne racontera la réalité de son ménage après son mariage. Les hommes épousent les féministes pour leur faire taire, Bijou était l'une d'elle et aujourd'hui, elle était enfermée dans ce cercle de perfection et pourtant dans ses counselings, une méthode qui consistait à conseiller ses patientes, elle y prônait l'indépendance et le pouvoir féminine.

Avec quelques jours de la venue des stagiaires, Le mari de Bijou avait tellement changé, il avait arrêté son fainéantisme, était serviable et s'énervée presque pas sur Bijou. Bijou ne reconnaissait plus son marie et s'était doutée qu'il ne voulait pas que les stagiaires punissaient découvrir sa vrai nature et se faire une mauvaise réputation. Bijou adorait le changement même si au fond cela n'était pas sincère. Au début, elle pouvait comprendre que son mari avec un appétit sexuel comme le sien faisait semblant dehors mais dans leur chambre, cela était très louche. Souvent, elle lui demandait est ce qu'il était malade ou si il y'avait un dysfonctionnement, celui-ci lui répondait qu'il voulait que sa femme se repose étant donné qu'elle devait éviter de trop se stresser avec une grossesse qui avait échappé à tant de fausse couche. Elle était heureuse d'entendre cela pour la première fois de la bouche de son mari. Elle ne c'était pas trop posé de question et cela avait évolué d'une semaine. Ayant pitié de lui d'avoir resté une semaine abstinence, elle avait orné la chambre, sorti quelques accessoires, mis une lingerie pour s'offrir à son mari. Il l'avait vu, il l'avait bien regardé ainsi que tous ces accessoires mais n'était pas intéressé et s'était couché sans dire mot, le dos faisant face à sa femme. Elle ne comprenait plus rien, le matin, elle voulait au moins des explications à savoir si elle avait fait quelques choses et de s'excuser au cas contraire mais son mari lui avait répondu que c'était peut-être qu'il vivait une grossesse psychologique. Selon lui depuis qu'elle était enceinte qu'il avait beaucoup changé en se référant à son humeur, son appétit d'ogre, une diminution de progestérone, en langage simple une grossesse nerveuse. Bijou n'avait pas du tout compris mais son mari insisté en disant que c'était ce qui était arrivé à un de ses amis pendant la première grossesse de sa femme, il vomissait tout le temps, souffrait d'une hyper salivation et qu'avant que sa femme n'arrivait au neuvième mois, son ventre était plus gros que celle de sa femme. Bijou c'était mise à rigoler en lui disant qu'elle n'espérait pas le voir ainsi. Bijou, était maintenant calme et sereine et devait seulement se reposer car elle avait reçu les résultats de ses analyses qu'elle pouvait accoucher par voix basse mais de faire très attention à sa santé surtout au stress qui pourrait lui être fatal.

Le calme qu'elle vivait, était trop beau pour être réel car son mari tournait autour des stagiaires. De jour en jour, elle se méfiait d'elles et d'une en particulier mais avait fini par se convaincre que c'était le fruit de son imagination car un stagiaire n'oserait pas lui prendre son mari en plus dans cette état. Ne voulant pas stresser, elle ne pouvait pas s'empêcher stress car souvent, elle trouvait l'un des stagiaire dans des positions inadéquates. Mais elle obtenait des réponses du genre qu'elle aller trébucher mais qu'il l'avait rattrapée à tant ou qu'un stylo était tombé qu'ils s'étaient cognés la tête pour le ramassé, ou que c'était lui qui l'avait demandé de lui fermer les boutons de sa chemise car il ne voulait pas qu'elle se fatigue. Les stagiaires entraient dans leur chambre quand elles le voulaient et son mari de même dans leur chambre pendant les heures de service. A chaque fois, il lui répondait qu'il ne voulait pas l'embêter avec des allées retour dans le centre de santé sans cesse alors qu'elles étaient là et disposées à lui rendre service. Bijou trouvait cela un peu louche et son mari le taxé souvent même devant ses stagiaires de narcissique mais connaissant son mari de la tête au pied avec son esprit de maniganceur, elle avait décidé de convoquer une réunion discrète par ses stagiaires. Elle les avait parlés des changements de déplacement d'endroit sur l'accès récent à sa chambre ainsi que son mari dans leur chambre qui s'était effectué dans la semaine. Elle ne désavouait pas qu'elles puissent aider son mari et qu'elle les en remerciées énormément. En bonne chef sage-femme, elle les avait leur objectif dans le poste de santé et qu'elles ne devaient se laisser distraire par les travails de la maison même si son mari les avait demandé. Avant qu'elles partent Bijou ne pouvait s'empêcher que son mari était un homme, qu'il connaissait que son plaisir et que leurs parents les avaient laissé partir en stage loin d'eux plus d'un parce qu'ils les faisaient confiance et qu'elles ne trahiraient pas cette confiance ainsi que la confiance qu'elle portait en eux. Son discours était tellement émouvant qu'elle avait laissé ses larmes coulaient le long de ses joues que ses stagiaires s'étaient empressées d'essuyer et avaient répondu en guise de réponse de ne pas s'en faire et qu'elles allaient faire le nécessaire pour ne décevoir personne.

Même après cela Bijou n'était pas calme, elle avait du mal à dormir la nuit et elle stressait tout le temps au point qu'elle en avait perdu sa confiance en elle. Souvent, des bruits de couloirs, elle entendait que sa grossesse l'avait rendu folle. Bijou ne pouvait compter sur personne même pas son mari qui trouvait qu'elle avait trop d'imagination. Pour ne pas se retrouver dans un asile, psychiatrique, Bijou avait décidé de prendre de vacances d'une semaine parce qu'elle était fatiguée et à force de s'acharner dans le travail, qu'elle allait faire partie des folles. Elle le disait à tout le monde pour qu'il sache que c'était la fatigue qui l'avait rendu comme ça et qu'elle n'était pas en train de devenir folle. Sa ruse avait marché et que tout le monde même son mari avait vu que du feu, elle devait garder ses émotions et agir naturellement. Dans sa prétendue, repos, elle avait remarqué du sang sur ses sous-vêtements en plus de douter souffrir peut être d'une forme anémie pouvant être une complication pour sa grossesse, elle avait demandé le rapprochement de son rendez-vous chez sa gynécologue. Vu qu'elle était une patiente suivie de prêt pour des mesures de sécurités d'où sa grossesse pouvait être fatale d'un moment à l'autre, elle lui avait recommandé de venir le lendemain. Le lendemain matin, il n'y avait plus de temps à perdre, elle avait pris la route, cette fois avec son mari et laissé des directives aux personnels de santé. Cette allée n'était pas une allée comme les autres car ayant fait sa visite chez sa gynécologue, elle s'était vue hospitalisé et mise à la surveillance des infirmiers. Elle était coincée dans un lit d'hôpital mais tous ses pensées étaient sur ses stagiaires, elle avait peur pour elle car c'étaient des filles qu'elles étaient à sa charge, d'un voleur pouvait entrer ou des violeurs et tout serait de sa faute. Elle était tellement agitée que les infirmiers avaient appelé la gynécologue pour lui prescrire un calmant pour ces nerfs, mais avant de s'endormir, elle avait demandé à son mari de retourner dans le village auprès des filles comme ça elle serait plus rassurée, de ne pas s'inquiéter pour elle, qu'elle était en sécurité, qu'elle allait bientôt rentrée et qu'ils pourront communiquer par téléphone pour que chacun puisse prendre des nouvelles de chacun. Avant de s'endormir, elle l'avait dit qu'elle ne voudra pas le trouvé à son chevet mais au village en train de lui donner des nouvelles des filles. Ce jour-là, elle avait dormi plus de six heures ce qu'elle n'aurait jamais pu faire au centre. A son réveil, son mari n'était plus là, il avait fait ce qu'elle lui avait demandé, elle était contente mais à peine réveillée, elle s'était rendormie car les sédatifs ne s'étaient pas entièrement dissipés dans son organisme. Pendant ce temps qu'elle s'était rendormie, son mari était arrivé en Paix dans le centre de santé, il avait pris sa douche, son dînée et s'était endormi devant la télévision jusqu'à qu'il eut fait un cauchemar pour se rendre dans sa chambre et se laissait tomber dans son lit. Mari et femme s'appelaient de temps en temps, bijou était devenue serein parce qu'elle ne s'inquiétait plus pour son couple. Après une période d'observation, plus de peur que de mal, le pronostic vital de Bijou ni de son enfant n'étaient engagés mais son gynécologue avait recommandé beaucoup de repos et d'éviter le stress car cela pouvait lui être fatal la prochaine fois. Elle avait informé son mari de ce que lui avait dit son médecin sur son état de santé et des précautions à prendre jusqu'à sa terme. Elle devait être libérer dans les trois jours et son mari lui avait décidé de venir la cherchée le jour de sa sortie mais au deuxième jour de surveillance son gynécologue lui avait permis de rentrer si elle le voulait mais de lui promettre de suivre ses instructions à la lettre car un stress mal placé pouvait lui faire faire une fausse couche. Voulant faire une surprise à son mari qui lui disait à chaque qu'il voulait la revoir au plus vite, elle ne lui avait rien dit de sa sortie. Aussitôt eu l'autorisation de sortie, elle avait sorti ses affaires pour les rangés et ainsi avait pris la route du centre de santé. Elle avait plein d'illusions et d'étoiles dans les yeux, sa vie se passait à merveille et son homme s'était métamorphosé en prince charmant. Elle ne pouvait pas rêver plus. Sur la route du retour, elle s'était arrêtée devant un restaurant pour acheter leur dînée de ce soir, le plat préféré de son mari, du poulet frit sauté à l'ail accompagné de frites, de salade, de tomate et du concombre. Elle était toute joyeuse de lui faire plaisir en reprenant la route mais comme elle avait oublié de boisson, elle avait décidé qu'à son arrivée à la descente du taxi, avant de rentrer qu'elle irait à la boutique l'achetée d'abord. Dans sa tête, elle avait tout imaginé et rien ne pouvait qu'être parfait dans ses pensées. Comme prévu, arrivée devant la boutique, elle avait demandé au taximan de le laissé là-bas et que pour le reste, qu'elle allait se débrouillé. Vue son état, le taximan, le taximan lui avait proposé de la raccompagnée chez elle après son achat mais elle l'avait remercié en lui disant que sa maison était tout prêt et qu'elle en profiterait pour se dégourdir un peu les jambes. Le taximan avait fini de se faire convaincre et souhaita une bonne nuit à la dame et d'être prudente car il était presque minuit. Elle l'avait remercié et lui avait promis de faire attention. Enfin le taximan avait pris la route, elle était entrée dans la boutique pour acheter la boisson préférée de son cher mari. Aussitôt qu'elle avait pris sa monnaie, elle s'était mise en route vers sa maison en pensant qu'elle avait bien fait d'avoir dit au taximan de s'en aller car il aurait gâter sa surprise avec le bruit du moteur en même tant en regrettant son choix car elle avait mal aux jambes. Il e s'agissait que de l'effort de deux trois minutes de marche se disait-elle dans sa tête pour enfin se reposer une fois arrivée. Elle avait tenue bon et avait fini par atteindre la porte du centre, comme une voleuse dans sa propre maison, devant la porte de la véranda, elle s'était déchaussée pour rester seulement avec ses chaussettes. Pénétrant en douce dans le salon, elle entendait des gémissements, des bruits sourds et des cris en direction de sa chambre. Elle ne voulait pas y croire, elle ne pouvait se la rentrée dans la tête que son mari la trompée. Elle était tellement déçue qu'elle avait laissé tomber ses sachets sur la moquette. Elle avait peur qu'ils puissent sa présence mais elle n'avait pas de souci en s'en faire car ils tellement qu'ils faisaient du bruit pour être alerte. Elle était choquée, assises sur le fauteuil, elle avait pris le temps de s'apercevoir dans l'état ou était son salon, la main devant le visage, des soutiens gorge à terre, des habits sur la télévision, un slip sur l'un des hélices du ventilateur du plafond et les sous-vêtements qu'elle lui avait acheté sur le fauteuil. Elle avait mal et se disait certainement que son mari avait amené des prostituées dans sa maison. Elle avait tellement honte que ses stagiaires eurent pu vivre ce moment gênant dans sa propre maison, elle ne savait comment les tenir tête. Elle était désemparée et ne savait quoi faire, entrer dans la chambre et confronté son mari ou s'en aller et faire semblant qu'elle n'avait rien vue. Le choix était difficile mais, elle avait fini par opter pour le choix numéro deux c'est-à-dire fuir la réalité, elle avait pris le chemin du retour en décidant de dormir dans le poste et qu'au petit matin de dire que l'ambulance l'avait déposé. Tout était parfait jusqu'au moment où elle s'apprêtait à fouler la porte du salon, elle s'était rendue compte que cela serait un allé sans retour, qu'elle n'allait pas pouvoir vivre avec cela et de fur à mesure qu'elle pouvait se faire traiter de folle pour la finalité de se retrouver en asile psychiatrique loin de son bébé. Elle était décidée, elle avait avorté son de fuite, repris la route vers la porte de sa chambre et l'avait ouverte en appelant le nom de son mari. Après avoir ouvert cette porte, elle reçut un grand choc, elle ne pouvait plus se tenir debout et s'était laissée tomber, ce qu'elle avait vue, avait dépassé de loin ce qu'elle s'était imaginée. En un lapse de temps, elle avait vue toute sa vie, ses idéaux, s'écroulée devant ses yeux. Ce qu'elle avait vu était la pire des trahisons qu'un apprenti pouvait faire à son maître car sur le lit il n'y avait pas de prostituées comme elle l'avait pensé au début mais qu'en réalité elle avait trouvé pas une stagiaire mais trois stagiaires toutes nues avec son mari dans son lit. Bijou jusqu'à maintenant ne pouvait imaginer la scène et la position d'où elle les avait trouvé, cela allait à l'encontre de ses valeurs le fait qu'un homme entretenait des rapports intimes avec trois femmes en même temps et dans le même lit. Dans son for intérieur, elle était au courant que le plan trois se pratiquait à l'occident mais n'avait jamais vue de ses yeux qu'au Sénégal, certaines personnes le pratiqué. Elle n'était pas contre le plan à trois parce que dans leur culture le mythe du sexe n'était pas un tabou, que tout le monde couchait avec tout le mon lui était égal mais que son mari et les stagiaires s'adonnaient à une orgie cela était un scandale. Elle était tombée de haut en se demandant comment ces filles étaient tombées à un si tel niveau de bassesse de n'avoir pas la gêne d'être nue tous les trois à jouer pratiquement du porno car il ne manquait plus que les caméras. Elle essayait de s'explique cette orgie dans sa chambre avec ses protégés avec son mari mais ne le pouvait pas. Par terre en train de les regardés, ils étaient aussi surpris de la voire débarquée, les filles s'étaient empressées de se couvrir le corps mais son mari était plus rapide, il avait poussé la fille qui était sur lui, saisit le drap et couvert ses parties intimes pour aller vers sa femme qui était tombée par terre. Avec ses draps autour de sa ceinture qui lui servait de pagne au chevet de sa femme, il lui expliquait qu'elle faisait erreur que ce qu'elle avait vu était une erreur et qu'il allait tout lui expliqué. Bijou, en pleur lui avait demandé alors qu'est-ce qu'elle avait vraiment vu en plus demandant de ne plus le touché. Il répétait que ces filles l'avaient provoqué et qu'il n'avait rien fait. Bijou sentant qu'il voulait la manipulée, demandant en criant ce qu'elle faisait toute nues dans sa chambre et celui-ci avait répondu qu'il n'y était pour rien, que c'était elles qui lui avaient proposé d'une soirée orgie qu'il refusa mais tard dans la nuit, il était rentré dans la chambre pour le violé. Bijou criait en lui demandant si elle avait la tête d'imbécile, celui lui répondant que non et qu'elle devait faire confiance à son mari. Elle n'en pouvait plus et les avaient demandé de sortir dans la chambre, ils s'étaient exécutés, toutes nues, les filles avaient couru pour sortir et le mari en pagne les avaient suivi. Bijou avait mal et tellement mal qu'elle était retombée quand elle c'était levée, ne s'inquiétant plus de ce qu'elle ressentait à l'égard de son mari ni des filles, elle avait appelait de l'aide. Son ventre lui faisait atrocement mal en plus elle c'était mise à saigner abondamment de par les fesses. Cette nuit, elle fut transportée en urgence dans l'ambulance du poste santé vers l'hôpital. Le mari ne voulant pas endosser à lui seul le poids de la culpabilité les avaient contraintes elles aussi de les accompagnés dans l'ambulance. Tous les coupables étaient au complets devant le bloc opératoire peut être attendant la mort de car sauver sa vie son enfant n'avait pas dix pour cent de survivre avec ses précédents médicaux. On dit souvent que demain était un jour nouveau mais pour bijou le matin avait été un lendemain très amer parce qu'en une nuit, il ne lui reste plus rien, son mariage était parti en fumé, sa confiance à ses stagiaires bafoué, et son espoir anéanti à jamais. Elle avait mal et voulait savoir pourquoi, elles lui avaient fait cela. Après avoir pris quelques temps pour digérer la mort de son enfant, elle avait fait appeler les filles pour avoir des explications. Les deux filles avaient fuis le poste de santé après l'incident et l'une était restée par peur que Bijou ne révèle ce qu'elles avaient fait avec son mari à la direction de l'école mais ainsi qu'à ses parents. Pour la stagiaire qui était restée au centre ceux-ci était l'occasion d'implorer le pardon de Bijou d'avoir profité de sa générosité en couchant avec son mari. L'heure de vérité était venue, les deux face à face Bijou lui avait demandé de prendre une chaise, de l'emmener prêt de son lit et de s'y assoir. La stagiaire avait fait comme Bijou le voulait mais au moment de s'asseoir, elle s'était mise à genou pour supplier son pardon. Bijou n'en pouvait plus de ces pleurnicheries en lui disant qu'elle en déciderait après avoir eu une discussion avec elle et qu'elle pouvait se lever. La fille s'était exécutée et lui avait promis qu'elle lui dirait tout ce qu'elle voulait savoir. La première question de Bijou avait été de savoir pourquoi les autres n'avaient pas répondu à son appel mais la fille lui avait répondu que les filles avaient tellement honte qu'elles n'avaient pas passé la nuit au centre et que ce jour-là elles avaient préparé leur valise pour rentrer chez elles. Et pourquoi pas elle lui avait-elle répondu mais elle avait répliqué qu'elle voulait se faire pardonner, que s'était la première fois qu'elle s'était faite embarqué dans cette histoire, qu'elle était toujours vierge et à part fait du sexe oral que son mari ne lui avait pénétré en jurant. Bijou lui avait demandé d'arrêter de jurer en lui demandant quand est ce que cette histoire de coucherie avait commencé et sa réponse avait été qu'une semaine après leur venu dans le centre, qu'au début elle ne s'intéressait pas à son mari mais l'une des filles était très intéressée et qu'elle allait tout faire pour avoir cette homme. D'un part lui courrait après, et d'autre part, il courrait derrière une autre fille, la situation était-elle qu'elle ne savait pas où se placer entre ses deux Co stagiaires. La stagiaire qui courrait derrière lui ses tactiques de séduction en vain, lui avait déclaré ces sentiments mais que son mari avait profité de cette déclaration pour lui poser un dilemme qui était de lui prouver son amour en lui proposant une partie de jambe à l'air. Ne voulant pas le perdre elle avait accepté et depuis jour-là il le faisait partout dans la maison à l'abri des regards indiscrets. Pour, il avait tellement usé de son charme qu'elle était amoureuse de lui, faisait et acceptait tous ces désirs. Les deux dans la maison s'affrontaient souvent pour lui mais, il leur disait qu'il les aimait chacun à sa façon qu'il était un homme et qu'il pouvait avoir jusqu'à quatre femmes. Elle avait fini par accepter cette situation et se partageaient son mari.

Bijou n'était pas étonné que son mari soit tombé si bas en même temps ce changement soudain en mari aimant n'était pas anodin. Bijou n'ayant pas fini son interrogatoire lui avait demandé si le jour où elle les avait appelée dans son bureau pour les conseillées est ce qu'elles couchaient déjà avec son mari à tour de rôle, la fille avait répondu que oui, à ce moment-là l'une était la première maitresse et l'autre la seconde maitresse. Ils étaient pas mariés mais se comportaient comme tel et dans sa maison en plus. Continuer la discussion devenait pénible pour elle mais ne pouvait s'en arrêter là sans lui avoir demandé que c'était-il exactement déroulé dans le centre à son absence pour qu'elles les surprennent ainsi et elle aussi nue dans sa chambre. La fille avait pris quelques minutes pour répondre en disant qu'elle ne savait pas par ou commencé et Bijou lui avait répondu de commencer par le début, le soir de son hospitalisation. La fille avait commencé son récit en disant que le soir de son hospitalisation, son mari était venu tard, qu'il avait pris son dîner et qu'il s'était couché tout seul mais que c'était au lendemain que tout avait commencé. Il s'était réveillé le matin et avait proposé une partie de jambe à l'air à ses deux maitresses en les faisant chanter qu'il les quitterait si elles refusaient. Pour elle, il avait un grand pouvoir d'attraction sur elle au point d'obéir à tous ces désirs. Elle trouvait cela absurde et s'effectuait à faire changer l'une des filles qui lui était très proche mais peine perdu, il n'y avait rien à faire. Ayant gouté à toute les sauces, il avait détourné son regard d'eux pour l'orienter vers elle. Deux c'était passé et elle le rejeté toujours mais fut coincé le troisième jour car un de ses secret qu'elle peinait à cacher allait être mise à découvert sur les réseaux sociaux par quelqu'un à qui elle tenait au plus profond de son cœur. Bijou avait vu ses larmes s'envolés en écoutant cette fille, ses problèmes en petit moment ne lui pesée, elle était comme suspendu aux lèvres de cette fille, elle ne l'ordonnait plus de continuer son récit mais l'encourageait à se confier à elle. La fille n'avait pas le choix que de continuer parce qu'elle en avait trop dit au point d'avoir la sympathie de Bijou. Hésitant un peu, elle avait pu sortir de sa bouche qu'elle était amoureuse de cette même fille qui au début avait tout fait pour conquérir son mari, qu'elle l'aimait bien avant leur stage au poste. Bijou s'était mise les mains sur la bouche en entendant cela mais la fille lui disait qu'elle ne s'étonnait pas de sa réaction car la société était ainsi avec les personnes qui avaient des orientations différentes, que la société au lieu de considérer leur situation les jugées et qu'elles étaient pareil que les femmes au foyer à qui leur mari causait des souffrances mais qu'elles ne pouvaient en parler par peur d'être jugé par la société comme eux. Bijou s'était sentie viser par cette réflexion, elle ne pouvait pas se comparer à une lesbienne mais avait laissé percevoir que leur situation ne différait pas en se basant de leur marginalisation dans la société. La fille avait continué en disant qu'au début, qu'elle ne s'intéressait pas aux filles, que tout cela avait commencé après qu'elle avait eu une terrible dépression due à une déception amoureuse. Elle ne savait ou se tourner, qu'elle ne pouvait en parler à ses parents à cause de la viole du tabou de parler d'amour à ses parents, n'elle n'avait personne à qui se confier mais un jour par hasard dans son école, elle avait pu faire la rencontre de cette fille. Qu'elles étaient devenues meilleures amies, qu'elles partageaient tout, cette fille était ouverte au monde, elle avait beaucoup d'énergie à revendre, aimait partir à la découverte de et expérimentait de nouvelles chose. Cette fille était tout ce qu'elle n'était pas et voulait vivre aussi librement un peu comme elle. Plus le temps passé, elles étaient devenues de plus en plus proche. Le soir de la trente et un décembre, au moment d'entré dans la nouvelle année de cette année, sur la terrasse, les yeux rivées sur le ciel et ébahies par les feux d'artifices, quand elle ne s'y attendait pas, elle l'avait regardé droit dans les yeux et lui avait donné un baisé sur la bouche pour lui souhaiter une bonne année en lui demandant ce qu'elle attendait pour lui souhaiter une bonne année en lui renvoyant son baisé de bonne année. Cela lui paraissait normal de sa part et le lui avait renvoyé sans poser de question. Cette démonstration d'affecter avait continué, et continué jusqu'à qu'elle fut éprise de cette fille mais cette fille considérait que cela était normale, de se faire des câlins entre fille, de s'embrasser, de se faire la bise, de se donner des baissés sur la bouche, de se caresser, de se faire des attouchements, de prendre la douche ensemble, de dormir ensemble, que toutes les filles de la vingt et unième siècle le faisait. Depuis le début elle n'avait pas compris le jeu et vivait encore d'un amour non réciproque. Malgré qu'elle ait des sentiments pour sa camarade, elle avait pu trouver un petit ami et creusé ainsi une distance entre elles, sa camarade n'était pas contente et était voire même jalouse de sa relation avec son petit ami. Un jour quand, elle ne s'y attendait pas, elle était venue chez elle et sur la même terrasse de leur premier baisé, elle lui avait confessé s'être rendu compte de beaucoup de chose depuis qu'elle l'avait vu avec cet homme, qu'elle était devenu jalouse et avait mis du temps à comprendre pourquoi cette réaction disproportionnée qu'elle avait. Sa camarade s'était tue et elle lui avait demandé si c'était seulement ce qu'elle était venu faire. Sa camarade avait répondu que oui, déçu, elle avait tourné le dos à sa camarade pour s'en aller mais avant de mettre pied sur la première marche des escaliers, elle lui avait dit qu'elle ne pourrait choisir une orientation sexuelle parce qu'elle n'en avait pas et qu'elle était sûrement bisexuelle comme elle, mais qu'elle était une lâche de ne pas l'avoir admise plutôt car elle aurait au moins pu sauver son amour. Entendant les mots de sa camarade, elle s'était retournée en plus demandant quel amour, sa camarade s'était approchée pour d'elle pour lui dire ces sentiments qu'elle avait envers vers elle et qu'elle doutait qu'elle aussi en avait envers elle. Avant même de finir, elle lui avait mis la main sur la bouche en l'interdisant de ne plus douter de ses sentiments envers elle. C'était la joie et elles s'étaient prises pour la première fois très fortement l'une dans les bras de l'autre. C'était tellement émouvant que Bijou en l'écoutant avait les larmes aux yeux en supposant qu'elle avait quitté son petit ami pour sa camarade mais que s'était-il passé pour que sa camarade qui était si amoureuse d'elle l'abandonne pour son mari . Elle avait répondu qu'après s'être mise en couple avec sa camarade, elle avait rompu avec son petit ami. Au début, comme un couple ordinaire, elles vivaient le paradis sur terre, qu'elles étaient ensemble tout le temps jusqu'au jour où elles avaient dû se séparer parce que la grande mère de sa camarade était malade et qu'elle devait aller passé du temps au village sa famille et elle, sa camarade n'avait pas le choix et elle aussi. Au village loin des yeux et prêt du cœur, elle était en contact vingt-quatre heures sur vingt-quatre puis avec le temps s'appelait une fois par semaine. Elle était conscient que son couple se détériorer peut à petit mais avait tout de même fois en son amour. D'un jour à l'autre, elle n'avait plus de nouvelle de sa camarade, ne savant ou la joindre, elle s'était résignée pensant que sa famille avait découvert leur photos et vidéos révélateurs qu'elles s'envoyaient ou même qu'elle avait découvert la tendance lesbienne de leur fille. Dans sa tête, elle supposait beaucoup d'hypothèses en vaines d'avoir encore perdu son amour. Bijou l'avait arrêté en lui demandant comment elle le perdre si elle était dans la même école et s'était retrouvée dans le même lieu de stage demandé par le même établissement. Elle lui avait répondu qu'elle ne venait plus faire cours et qu'avant même d'aller au village, elle avait opté pour des cours en ligne que la direction lui avait accordée après qu'elle fut malade pour un temps. Qu'elle avait perdu tout espoir de la revoir mais un jour, un jour parmi le jour, un jour d'été, peut-être le plus beau jour de sa vie, elle l'avait aperçu toute magnifique avec une valise à la main avec sa valise en train d'entrer dans le centre pendant qu'elle était dans le taxi s'apprêtant à descendre pour rejoindre son lieu de stage. Qu'elle ne pouvait croire que c'était elle et avait cru à un mirage, mais entrée dans le centre de santé, qu'elle s'était belle et bien rendu compte que cette muse était belle et bien réelle et devant elle. Sa camarade et ex amour reconnu mais ne pouvait parler à ce moment dans un lieu d'où le gens ne comprendraient pas alors elles avaient semblant d'être des camarades et Co stagiaires surtout en présence du troisième stagiaire qui ignorait tout de leur passé ou de leur véritable lien. Le temps passait et elle ne trouvait pas de moment pour discuter avec elle et quand elle avait eu un moment celle-ci lui répondait qu'elle avait changé et qu'elle ne l'aimait plus. Elle avait mal et vivait mal son stage, la fille dont elle était amoureuse ne le lui parlait plus et était plus proche de l'autre fille. A force qu'elle lui répétée qu'elle ne l'aimait pas, elle avait fini par si faire mais voulais seulement une chose d'elle si ce n'était pas son amour au moins son amitié pour se consoler car elle ne pouvait supporter son indifférence. Pour lui prouver sa sincérité, elle lui avait posée une condition qui était de l'aider à conquérir le mari de leur responsable de poste de car il lui plaisait vraiment. Qu'elle avait accepté pour ne pas la reperdre mais que cela fut été sa plus grande erreur car en donnant son accord, elle s'était fait aussi esclave dans ce deal. Sa camarade, avait obtenu ce qu'elle voulait du mari de Bijou, mais en été aussi devenu esclave et accro de cet homme qui le manipulé à tort et à travers en plus de l'autre stagiaire qu'il avait convaincu de devenir sa seconde maitresse. Il n'avait pas charme irrésistible voire qu'il avait un charme surnaturel, je voulais dire pour convaincre ses deux petites copines un plan à trois. Qu'elle était scandalisée par tout ce qui se passait mais ne pouvait dire mots car les choses étaient allées aller trop loin. D'un plan à trois cette homme voulait plus et essuyant d'énorme échec à l'avoir dans son lit, il avait chargeait à sa marionnette de la convaincre d'accepter sa proposition sinon au cas contraire qu'il allait la quittée. Sa camarade et ex amour ne pouvait se permettre un tel homme et avait planifié de ruser. Cette homme lui avait demandé une seule chose un plan à quatre pour lui prouver son amour. Comme on le dit l'amour est aveugle et ces filles l'étaient complétement envers le mari de Bijou. Qu'elle ignorait ce qu'il les avait fait pour qu'elle puisse être docile comme ça, cela était tout un mystère mais ces hypothèses furent été de sa tête quand, elle avait vu sa camarade se rapprochée d'elle et avait quitté pratiquement cet homme. Qu'elle lui avait dit qu'elle s'était trompée depuis le début et lui avait demandé de la pardonnée. C'était trop beau pour être vrai car elle l'avait proposé de reprendre là où elle s'était arrêté si elle le voulait bien qu'elle ne voulait pas qu'elle lui pose de question mais seulement de faire confiance en son amour. Sans hésiter en plus d'avoir attendu pendant des mois, des semaines pour entendre cela, elle avait accepté. Ce jour où elle avait ré accepté de se remettre en couple avec sa camarade correspondait au jour qu'elle était rentré de l'hôpital. Bijou s'impatientait de savoir la fin étant donné que ses heures de visites étaient arrivées à terme et qu'elle devait se reposer. Pour mettre un terme au suspense, elle avait raconté que ce jour fatidique, cet homme ainsi que l'autre stagiaire avait dit qu'elle allait en ville et certainement qu'ils s'y resteront pour ramener madame à la maison. Cet homme et l'autre stagiaire partis, sa camarade lui avait proposé qu'après un bon moment l'un loin de l'autre, de se faire leur lune miel dans la chambre de monsieur et madame car elles n'auraient pas d'autre occasion de se retrouver toutes seules dans une maison vide rien qu'à elles seules. La fille était hésitante mais fini par céder au désir de sa camarade. Elles étaient dans la chambre, après l'avoir allumé des bougies, elles avaient éteint la lampe, elles s'étaient mises sur le lit et avaient commencé à se déshabiller en s'aidant mutuellement jusqu'à de retrouver à poil faisant leur besogne. Leur gémissement pouvait s'entendre jusqu'à la porte de la véranda, elles étaient dans le feu de l'action. Parlant de gémissement, le mari et bijou et l'autre stagiaire entendaient tout le vacarme car ils n'étaient pas parti et n'avait jamais planifié de partir à la ville la nuit si normalement la dame devait sortir l'après-midi plus les paperasses à gérer, ils s'en iraient que vers dix huit heure. Ne s'en doutant de rien les deux individus s'approchaient de la chambre d'où provenait des gémissements, son mari, la caméra de son téléphone allumée, avait ouvert la porte et demandé à l'autre fille d'allumer la lampe. Contraire à sa camarade, elle avait sautillé à la vue de cet homme et dans cette position délicate plus d'avoir été filmé ainsi. Qu'Elle avait tellement honte et ne savait plus quoi faire, elle regardait sa camarade, puis cette homme et avait compris qu'elle s'était faite piéger. Qu'elle se disait dans la tête qu'elle aurait dû comprendre qu'après l'acharnement de le vouloir dans son lit, il s'était servi de sa faiblesse pour l'atteindre. Le coup était déjà parti, elle avait été surprise en plein ébat sexuel avec une personne du même sexe et filmée. Qu'elle lui avait demandée ce qu'il voulait en échange qu'il supprime cette vidéo et il lui répondu une orgie à quatre. Qu'elle ne voulait pas mais qu'elle n'avait pas le choix vue qu'un sextape lesbienne sur les réseaux sociaux gâcherait sa vie et la vie de sa famille pour toujours et au pire faire avoir à ses parents une crise cardiaque. Bijou l'avait regardée, choquée en lui disant était-ce à cause de cette vidéo qu'elle avait dû de participer à cela. Elle avait répondu exacte en confiant que c'était le pire moment de sa vie et qu'il n'avait violé devant ses Co stagiaires qui étaient comme inanimées. Au début qu'elle lui suppliait d'arrêter mais lui faisait la sourde oreille, qu'elle eut mal et violenté mais ne pouvait répliquer et qu'au moment, elle fut entré dans la chambre son mari lui avait ordonné de rester dans ce position qui lui faisait extrêmement mal à l'intérieur d'elle. Cette scène était digne d'une barbarie du sexe fort sur le sexe faible. Mais Bijou était un peu troublé sur l'histoire de cette fille car au début, elle lui avait dit qu'elle était encore vierge et avoir admis seulement fait du sexe orale. La fille avait admis avoir menti au début sous la contrainte de son mari qui voulait refaire son image à ses yeux et que la vérité était qu'au moment, il lui avait proposé le plan à quatre, l'orgie comme il l'appelait, elle lui avait demandé de ne pas le pénétré parce qu'elle était vierge ce qu'il avait accepté mais en plein acte, qu'il l'avait pénétré et quand elle lui avait demandé, il lui avait répondu qu'elle était toujours vierge parce qu'il était dans l'anus pas dans le vagin. Bijou imaginant sa douleur s'était encore mis ses mains sur le visage en lui demandant pardon pour ce que son mari avait osé lui faire, elle disait qu'il aurait dû l'arrêté depuis longtemps, quand il avait commencé par elle et qu'avec l'arrivé de leur enfant qu'il avait arrêté mais était devenu pire car même un animal ne se serait comporter comme lui l'avait fait.

Bijou de victime à coupable s'était s'excusée en maudissant son propre mari et comme ne pouvant plus réparer les dommages déjà commis lui proposant de voir la gynécologue pour s'assurer de son état de santé. La fille par peur avait refusé car ses rapports médicaux pouvaient tomber sur la main de ses parents. Bijou s'était mise à sa place en comprenant son inquiétude mais lui avait demandé pour une fois de la faire confiance car cette consultation sera strictement confidentielle et qu'elle n'avait nullement l'envie de s'exposer devant une société qui la mépriserait de sa maladresse et avoir livrer ses stagiaires à son mari sur un plateau d'argent. La fille s'était laissé convaincre par les mots réconfortants de sa responsable. De son lit d'hôpital, Bijou avait saisi le téléphone et avait appelé sa gynécologue qui était aussi son amie, elle lui avait parlé un peu et quelques minutes plus tard, elle l'avait rejoint dans sa chambre qui était une cabine individuelle. Sa gynécologue était comme sa confidente, elle connaissait son passé et ce qu'elle vivait avec son mari et sa grossesse. Et même elle lui avait conseillé de le quitté mais cette fois ci, Bijou ne l'avait pas appelé pour lui parler d'elle et de sa relation mais de cette petite qui avait subi tant d'atrocité. La gynécologue écoutait son histoire avec mépris de son mari en lui demandant de le porté plainte pour viol et violence conjugal et qu'elle la soutiendrait jusqu'au bout. La jeune fille avait pris peur mais fut rassurée quand Bijou avait dit à mon amie qu'elle ne voulait pas de telle solution car beaucoup de vies étaient en jeu mais qu'elle aurait aimé qu'elle lui rende service en consultant la jeune fille. Son ami gynécologue et amie avait accepté sa décision comme d'habitude en lui assurant pleine confidentialité et avait demandé à la jeune fille de l'accompagner dans son bureau pour un examen gynécologique. En partant la fille était stressée mais Bijou l'avait rassuré en lui disant qu'elle pouvait lui faire confiance car cette gynécologue était une amie de longue date. Bijou s'impatientait en attendant, elles étaient parties depuis plus d'une heure, le temps devenait long et ne pouvait s'empêcher de prendre son téléphone en bombardant d'appel son amie. Après une fausse couche, la force moindre dans les jambes, elle avait pris la décision de se lever, sur le point de mettre au point son plan, mon mari était entré dans sa cabine. Elle était surprise de le voir après tout ce qu'il avait osé lui faire. Sous le coup de l'émotion, elle lui avait demandé ce qu'il faisait dans sa cabine, il lui avait répondu qu'il fallait que quelqu'un soit avec elle pour veiller qu'elle ne soit pas dans l'inconfort. Bijou l'avait fixé comme si elle voyait le démon en réalité, elle lui criait dessus en lui disant qu'il avait tué son enfant, qu'il était un assassin. Il répliquait en disant qu'il ne l'était pas mais elle si, car si elle était restée comme il lui avait dit, de l'attendre à l'hôpital jusqu'à qu'il vienne la cherchée que leur enfant serait toujours en vie. Elle le regardait très surprise en lui disant si c'était de sa faute si son mari s'était retrouvé au lit avec trois filles qui étaient sous sa responsabilité. A ce moment, elle ne pouvait plus retenir sa colère en lui lançant qu'elle était au courant de tout de la manière qu'il avait fait chanter l'une de fille avec une vidéo et qu'elle allait le porté plainte pour qu'il paye. Cet homme avait les yeux tout flamboyants de flamme en lui disant que tout était de sa faute, qu'il avait eu pitié d'elle en épousant une fille violée. Elle n'en pouvait plus de l'entendre et l'avait ordonné de se taire et quitter sa chambre immédiatement. Cet homme avait refusé de quitter la chambre en la menaçant la tuée et de se tuer si jamais elle décidait de le quitté et qu'il avait déjà sacrifié toute sa vie pour elle. Bijou, très choqué d'un tel audace en lui demandant de quelle vie il parlait, une vie d'où elle n'avait jamais eu de bonheur, une vie d'où elle était souvent violentée mentalement ainsi physiquement, une vie d'abus, une vie de rabaissement, une vie de peur, d'esclavage et de contrainte. Piquant une crise de nerf, elle était descendue de son lit, se trainant par terre et frappant de son mari, le traitant d'homme mauvais, son mari le rejeté lui ordonna de le laissé et de se taire avant pour ne pas créer un scandale dans l'hôpital. Les cris étaient tellement forts que le personnel de l'hôpital fut alerté. Bijou par terre tenait les pieds de son mari et son mari lui demandant de le laissé, sa crise était telle que les infirmiers lui avaient donné un calmant pour la calmer, la décrochée au pied de son mari et remis dans son lit. Elle était inconsciente, et s'était mise à dormir profondément sous le coup de l'injection reçue. L'ayant retrouvé ainsi dans cet état la gynécologue avait donné instruction aux infirmiers de ne pas laisser cette homme dans la cabine quand sa patiente était inconsciente pour des mesures de sécurité. Son mari était rentré dans une colère noire quand la chambre de sa femme lui avait été interdite par les infirmiers en demandant à voir le médecin. A sa surprise, le médecin, était la gynécologue de sa femme sans parler, il avait compris. En fuyant le regard de cette dame, elle l'avait reconnu et l'avait menacé qu'il allait pourrir en prison mais qu'il pouvait contempler sa liberté pendant que sa femme ne se rétablisse. Se méfiant déjà de par le passé par cette femme symbole du féminisme, il avait peur pour la première fois parce que sa femme n'était plus sous son emprise. Ne savant plus quoi faire, il s'en était allé sans dire mot.

Pour une fois, Bijou avait dormis paisiblement et son amie était contente de la voire ainsi pendant toute la nuit en prenant soin d'elle. Son réveil avait été rassurant en croisant le regard de son amie qui lui caressée les cheveux. Elle avait beaucoup apprécié, oubliant ce qui c'était passée mais s'était seulement souvenu de l'examen gynécologique de la jeune fille. Même pas un bonjour, elle lui avait demandé son diagnostic et où se trouvait la fille qu'elle lui avait confiée. Son amie lui avait demandé de sa calmée après ce qui venait juste de se passer la nuit dernière et par peur pour sa vie, elle était contrainte de rester dans sa chambre car ayant des doutes que son mari puisse lui faire du mal. Les mots de son mari était toujours dans sa tête et Bijou ne pouvait plus retenir ses larmes, elle disait qu'elle avait très mal, qu'elle avait mal d'être resté, d'être resté parce qu'elle pensait n'avoir que d'autres solutions que de rester et de le supporté. Elle vivait un enfer, tel était son châtiment et elle l'avait accepté car depuis son tendre enfance on lui répété que plus le mari était mauvais et plus on reconnaissait la bravoure d'une femme. Son amie la regardée mais ne pouvait placer mot à ces mentalités dépassées, elle avait fini par perdre patience en lui demandant ce qu'elle avait gagné en se pliant aux désirs d'une telle société qui méprisait les femmes de leur vivant et les appréciées à leur mort. Bijou répétait qu'elle regrettait de ne l'avoir pas écouté, que tout était de sa faute en lui demandant de lui pardonnée, son amie était agacée de la voir dans cet état, ainsi à se lamenter pour demain retourner avec cet homme horrible. Son amie en avait marre de l'écouter toujours ressasser le passé sans agir et pour la dernière fois, elle lui avait demandé ce qu'elle allait faire, sans hésitation le mot divorce était sortie de sa bouche, sa gynécologue n'en revenait pas de ce qu'elle venait d'entendre. Pour en être sûr redemander cette question était inévitable et Bijou n'avait pas changé sa position, pour s'assurer qu'elle ne puisse changer de décision, elle lui avait proposé de lui prendre un avocat ce qu'elle avait accepté sans problème.

Cette situation était bizarre car qui aurait pensé qu'une sage-femme pourrait se retrouver un jour dans cette situation à la place d'une victime de violence conjugale. Certes étant des femmes de poigne et souvent féministes, elle ne faisait pas exception à la règle, Bijou dans le silence et seul avait subi n'inavouable mais ne pouvait dire mot à cause de sa statut dans la société, un statut de sage-femme. Bijou avait pris sa décision de ne plus se soumettre à la société, des sous prétendu statut et de mettre fin à son mariage mais avant cela elle voulait avoir le diagnostic de sa stagiaire. Cela n'était pas une surprise car l'examen gynécologique avait que confirmé l'histoire de la fille. Elle était malgré tout rassurée de l'apprendre même si elle n'avait point de doute dans l'histoire de cette fille et le genre de personne qu'était son mari. Les cartes étaient maintenant jouées et elle ne lui restée qu'à sauver la fille car son mari détenait les vidéos, elle ne pouvait se contenter de penser qu'il ne l'utiliserait pas contre elle mais bien au contraire de l'utiliser pour la faire chanter. En y pensant, elle était stressée et se demandait comme reprendre ces vidéos mais elle eut l'idée de demander à son amie de lui permettre de faire venir son mari la rendre visite. Au début son amie était répulsive de par l'amour qu'elle portait à son amie mais pas rassurée pour la sécurité de sa patiente, à contre cœur, elle avait fini par céder. Pendant que les deux amies discutées, la jeune fille était resté dans le bureau de la gynécologue, elle ne savait pas son sort et la gynécologue en avait parlé à Bijou qui étant donné les situations avait pris la décision de la renvoyée chez elle avec une note en guise de justification. Elle avait planifié que son ami l'aide à récupérer les affaire de sa stagiaire pendant qu'il sera à l'hôpital et ensuite lui donnée le transport pour qu'elle rentre chez elle. Le plan c'était déroulé comme prévus et la fille avait rejoins sa famille sans rencontré le mari de Bijou. Pendant que son amie s'occupée de la fille, son mari était à l'hôpital dans la cabine de sa femme. Bijou ne lui avait pas fait de cadeau à sa vue, elle lui avait annoncé que le certificat médical de la fillette avait été établie et cela prouvé que quelqu'un avait abusé d'elle. Le mari avait eu peur en disant qu'il n'avait pas eu le choix car c'est elle qui l'avait provoqué, le stoppant dans sa lancée essayant de lui faire tourner la tête en lui disant de ne pas écouter sa gynécologue car étant une personne méchante et jalouse voulant à tout prix les séparés voire peut être qu'elle avait engagé les filles pour le piégé au pire qu'elle avait trafiqué le certificat médical. Cet homme savait argumenter, il pouvait même faire mentir sa mère, elle s'était rendu compte du genre d'homme qu'elle avait comme mari et regrettait d'avoir été si aveugle pendant tellement de temps en supportant son calvaire comme châtiment. N'en pouvant plus des mensonges et lamentations de son mari, elle lui avait demandé de se taire en lui disant qu'elle ne comptait pas porter plainte mais sous certaines conditions. Le mari savait que sous l'influence de la gynécologue, il pouvait se retrouver en prison et était prêt à tout pour sa liberté. Les conditions étaient que son mari supprime les vidéos et qu'il lui accorde le divorce. Il était étonnée que sa femme parle de vidéos en lui demandant lesquelles, elle n'était pas d'humeur à discuter et ne comptait pas s'allonger sur cette question en lui annonçant qu'à l'heure où elle lui parlait que son avocate avait saisi le dossier, que la fille est au centre de santé, sera reconduite chez elle et sous la protection de la justice. En ajoutant que la justice savait qu'il détenait des données personnelles à caractère sexuel pouvant servir de preuve devant la cours et lui recommande de tout détruire avant que l'affaire se complique. Nonobstant de la justice, elle l'avait menacé qu'il serait le principal responsable en cas de fuite dans les réseaux ou en cas de chantage car à coup sûr, il n'échapperait pas à la prison. Il avait compris que sa femme savait et que la fille avait tout raconté, il était devenu muet et Bijou surprise de l'avoir ainsi tout retourné. Il avait fini par accepter la première condition, mais la deuxième était hors de question. Avec fermeté, elle avait rétorqué en lui disant que seul un animal comme lui vivrait ainsi après avoir subi tout ce qu'elle avait subi et que la seule chose qu'il avait en comment à cause de lui était morte. Elle ne voulait plus souffrir en lui parlant, elle lui avait énuméré les deux conditions en le rappelant qu'il avait qu'une semaine pour y réfléchir en attendant que le papier puisse sortir pour la signature au cas contraire, elle serait tentée d'utiliser son certificat médical et celui de la fille pour obtenir le divorce en plus qu'il soit mis en détention. Très en colère, il avait repris la route, sur le chemin en croisant la gynécologue en lui disant qu'elle allait lui payée tout ce qu'elle lui avait fait, la gynécologue souriait de tous ses dents blanches car sachant que son amie avait tenu bon. A peine entré dans la cabine, Bijou lui avait demandé de contacter son avocate pour une introduction d'une demande de divorce pour au plus tard une semaine. Un mois s'était écroulée, Bijou était sorti de l'hôpital, le divorce était prononcé par le juge et elle vivait chez son ami la gynécologue. L'administration lui avait accordé trois mois de congé pour se rétablir, son mari avait été chassé du centre de santé et il n'avait le choix que de le quitté. Le deuxième mois sous la recommandation de son ami elle avait été prise en charge par une psychologue. Au début elle était dubitative sur les effets de cette thérapie, souvent elle était très gênée de s'ouvrir comme elle pouvait le faire avec son ami mais par la suite elle s'ouvrait comme jamais, elle commençait à réapprécier les petites choses, dans sa tête et dans son cœur les barrières et les blocages tombaient peu à peu, elle souriait sans avoir mal, elle s'acceptait, disait oui à la vie, sortait, se maquillait. Elle n'avait jamais pensée qu'une thérapie pouvait lui faire autant de bien, en vingt séances, ses pensées obscures étaient loin derrière elle, elle n'avait plus peur d'avancé ni de s'engagé non plus. A peine trois mois, elle était devenue meilleur que ce qu'elle était avant son mariage et cela grâce à son ami la gynécologue qui a toujours été présentes pour elle.

Son histoire était triste et Anne Sophie s'était rendu un peu coupable de la situation, Bijou pouvait le voir dans ces mais lui avait dit de ne pas s'inquiéter que la vie était ainsi et que s'il ne s'était pas passé ainsi aujourd'hui, qu'elle serait soumise et esclave de son mari. Anne Sophie lui avait répondu qu'au fond c'était une bonne chose car si elle n'aurait pas rencontré qu'elle admire autant. Il faisait tard malgré qu'elle en sache beaucoup, une information répétée ou omise restée floue dans sa tête car dans son récit elle mentionnait toujours une personne comme elle, et un passé. Elle ne pouvait l'abordée car cela n'était pas le bon moment mais avait proposé à bijou, sa responsable de dormir dans sa chambre pour la tenir compagnie car, elle avait remouillé beaucoup de souvenirs. Elle avait accepté et elles passèrent une excellente nuit.

Je ne pouvais m'imaginais le ressenti d'Anne Sophie après cette histoire mais par contre moi j'étais peinée car d'une façon à une autre nous avons joué à cette jeu qui nous rend coupable. D'une quête à une vie nous ne savons plus si cela faudrait la peine de continuer. Certes je le pouvais mais Anne Sophie en été qu'en à elle dans l'impossibilité et je me devais de laisser de côté mes sentiments pour finir notre quête car nous en étions déjà au troisième jour. Mais pour dire vrai trois jours était trop court car dans nos suppositions Bijou avait un passé qui nous obséder et que nous voulions découvrir à tout prix même s'il vaudrait compter sur un quatrième jour de quête.

Le matin était déjà là et je me devais de rebooster le moral d'Anne Sophie qui était au plus bas. Il lui restait une semaine avant son départ et maximum deux jours pour boucler l'enquête. Rassemblant mes plus beaux arguments elle avait repris le poil de la bête, un geste valait mille regrets, elle s'était lancée en catwoman combinée d'inspecteur colombo.

Dans le poste de santé, le travail se déroulait à merveille, elles avaient beaucoup de patientes et certains pas comme les autres comme une jeune patiente qui avait été amené par sa mère pour des douleurs dans les parties intimes. La jeune mineur ayant à peine douze ans parlait à peine, le regard tétanisé les mains sur ses reins. Anne Sophie à sa vue n'avait pas compris et avait posé la question à Bijou le pourquoi ne pas référer l'enfant à un pédiatre mais Bijou avait compris. Ne disant rien, elle avait ausculté l'enfant et avait découvert le massacre que l'enfant avait été abusé. Anne Sophie par la même occasion avait aussi compris ce que cela voulait dire. Elle avait annoncé la nouvelle à la maman mais sa réaction ne fut sans surprise car elle savait qui était le responsable mais ne pouvait rien y faire. Bijou en toute confidence insisté pour au moins savoir le pourquoi de son impuissance et la femme lui avait répondu qu'il fut un temps ou sa fille se plaignait auprès d'elle de son grand père. Impuissante elle-même à son triste sort, elle avait tout fait pour protéger sa fille mais qu'il avait réussi à avoir aussi sa fille. Anne Sophie étant vraiment choquée ne dit mot pendant cette entrevu, Bijou sa responsable avait tout pris en main en demandant à la mère si son beau-père avait aussi abusé d'elle. Sa réponse fut un oui glaçant, que son beau-père l'avait menacé de la renvoyée chez elle si elle ne se pliait à ses quatre volontés. Anne Sophie ne pouvait plus garder le silence en lui demandant pourquoi ne pas en avoir parlé à son mari. La femme n'était pas surprise par cette question en lui répondant qu'elle avait essayé mais dans cette société aussi patriarcale, qui aurait cru une femme disant que son beau-père et patriarche, la personne la plus respectée abusé de sa belle-fille. Ce n'était pas faux Anne Sophie rendu compte de la triste réalité que les femmes vivaient dans les villages et même dans le monde, un marginal comme beau-père et grand père abusait de la mère et de la fille avec la complicité de la société. Bijou savait que référer l'enfant ne servirait à rien car cette femme n'irait jamais exposer sa famille en se rendant à l'hôpital mais par mesure de sécurité, elle avait recommandé à la mère d'aller voir sa copine et gynécologue en ville sans crainte car elle assurait à ses patientes recommandées par elle la pleine confidentialité quelque qu'en soit le problème. Mais avant de la libéré, elle lui avait prescrit des médicaments conservateurs de l'état général de la fillette jusqu'à son rendez-vous en ville.

Après le départ de la femme, dans la salle de consultation ce fut un silence d'enterrement et c'était le milieu de la santé qui était ainsi, on n'était appelé à voir l'atrocité de l'homme mais aussi l'impuissance de la femme dans notre société. C'était la première fois qu'Anne Sophie assisté à cela depuis son arrivé, Bijou l'avait fait exprès pour qu'elle ouvre les yeux sur les dessous des postes de santé et de ce qui se vivait réellement. La journée n'était pas terminée et Bijou lui avait ordonné d'assurer les consultions avec elle et qu'aujourd'hui, elle n'irait pas en salle d'accouchement. La couleur c'était très tôt annoncé car la deuxième patiente était une adolescente qui avait été amené par sa mère au poste de santé pour des maux de ventre intense. Sa mère était inquiète et la communication était loin d'être bonne, Anne Sophie ayant prise en main cette consultation, elle ne pouvait se résoudre à un diagnostic précis à cause des incohérences sur les menstruels. Comme en experte, Bijou avait détecté le problème et soufflé à Anne Sophie de réaliser un test de grossesse avant de mettre la fille sous antalgique pour après procéder à un examen gynécologique. Aussitôt le test réalisé, il était revenu positif, l'adolescent était belle et bien en état de grossesse. Les suspicions de ma de ventre banal étaient écartées et l'examen gynécologique montrait une tentative d'avortement. La mère ayant appris la nouvelle était effondrée, elle regardait en fille en ne sachant quoi faire d'elle mais au fond avait plus peur de la réaction de son mari que de ce que pouvait risquer sa fille même si d'un point de vue légal, elle ne risquait rien car étant une mineur. Ce moment était gênant mais faisait partie des aléas d'une poste de santé, la maman se tenait la tête avec les deux mains en disant ce qu'elle allait dire à son mari et qui était le père de l'enfant que sa fille attendait. Anne Sophie était devenue une partie intégrante de cette adolescente car la maman lui avait confié la tâche de lui demander qui était le père de l'enfant qu'elle attendait. Elle ne voulait pas s'impliquer d'avantage mais Bijou l'avait recommandé de faire ce qu'elle voulait sinon les choses risqueraient de mal tourner et qu'en tant que soignantes, elles avaient aussi le rôle de conseillère devant leur patiente sans les poussées à prendre un choix qui ne serait que la leur. Anne Sophie s'était exécutée et avait pris l'adolescente à part dans la salle d'accouchement loin des regards indiscrets. L'adolescente ne voulait pas parler mais encore une fois se servant de son charme légendaire, elle avait fini par installer la confiance entre elles. La fille pleurait et disait qu'elle n'avait jamais voulu ça dans sa vie, Anne Sophie ayant un charme pour conquérir une personne en avait moins pour sa patience car coupant la fille en lui disant que si elle avait fait par amour ce n'était pas grave qu'elle n'avait pas à avoir honte et que c'était naturelle d'avoir une envie et de le suivre jusqu'au bout. Et la fille lui avait que si au moins, elle le désiré ou en avait envie et dans tous les cas en pleine conscience, elle n'aurait jamais commis l'erreur de perdre sa virginité à cause du chaud tempérament de son père. Plus d'énigme que de réponse mais cette fois ci sans se précipiter, elle lui demande si quelqu'un avait abusé d'elle, elle s'était remise à pleurer en répondant affirmative. Anne Sophie n'avait plus le choix que de lui demander le nom de son bourreau. La fille n'était pas disposée à répondre à cette question et

Anne Sophie s'était excusée en plus demandant que soit ce qui faisait qu'elle ne détenait pas toute sa conscience. L'adolescent avait répondu que vivre au village ne voulait pas dire que la vie n'était pas moderne au village et que leur lycée était pareil à tous les lycées du Sénégal. Qu'elle entendait souvent parler dans les réseaux une pilule d'où son autre nom la drogue des écoliers, qu'elle n'y avait pas cru mais avec son expérience, qu'elle en avait fait le frais. Qu'un jour comme à son habitude, après la descente de l'école, elle avait suivi le professeur chez lui pour des cours particuliers. Ce jour-là elle était étonnée d'être la seule chez lui qu'elle n'avait pas omise de lui demander mais qu'il avait répondu qu'il avait annulé toutes les cours pour son élève préféré. Elle était flattée que son professeur la voie exceptionnelle ainsi, stressée par cette honneur, le professeur lui avait proposé une pilule. Connaissant la pilule, elle était bluffée qu'un professeur puisse lui en offrir une c'était trop fort, ce professeur était monté dans son estime, connaissant les effets relaxants momentanés de cette pilule, elle ne s'était pas inquiétée et avait accepté la pilule. Ce fut sa plus grande erreur car ce qu'elle croyait être la pilule de l'écolier était la pilule du violeur. Elle se faisait violer par son professeur sans qu'elle ne manifeste aucun mouvement de répulsion. Elle disait en pleurant qu'elle était tellement impuissante, qu'elle ne pouvait ni parler ni crier, qu'elle n'avait plus de force dans ses membre, en gros elle était un légume qui ressentait mais ne pouvait agir pour se défendre. Elle insistait que c'était la pire invention contre les femmes.

La drogue du violeur retentissait dans les oreilles d'Anne Sophie, l'acte était cruel et les femmes subissaient toujours et nous voyons comment un homme pouvait se rabaisser ainsi pour avoir une femme. Dépouiller une femme de sa motricité pour profiter d'elle, je ne pourrais imaginer le traumatisme psychologique de voir son violeur en plein acte violant son intimité et impuissante d'émettre un cri ni de le repoussé. L'acte violent et en y repensant au fond payer une travailleuse du sexe était plus noble que de faire subir cela à une personne non consente.

S'indigner n'était pas le moment mais savoir ce qui c'était passé après l'effet de la drogue était important pour connaitre l'histoire. L'adolescente avait dit qu'après l'effet de la drogue, fatiguée physiquement, elle s'était endormie. Qu'elle s'était réveillée une heure plus tard toute nue dans le lit de son professeur, elle était surprise de son état et avait demandé des explications mais son professeurs lui avait dit, qu'après avoir pris la pilule, elle était comme excitée et lui avait demandé de faire l'amour, qu'il l'avait repoussé à plusieurs reprise et qu'il avait fini par cédé. Elle n'avait pas bonne souvenir des faits et avait dû le croire, c'était de sa faute d'avoir pris la pilule et ne se souvenait pas de ce qui c'était passé mais vue les douleurs qu'elles avaient entre les jambes, elle avait perdu sa virginité. Elle avait vraiment mal dans l'entre jambe mais son professeur lui avait proposé un bain chaud pour détendre ses muscles pelviens avant de rentrer chez elle. Pour ces déplacements elle avait fait semblant de cacher sa douleur jusqu'à qu'elle disparaisse.

Pour ses souvenirs elle avait pris du temps pour s'en souvenir au moins une semaine pour les premiers souvenirs et maximum quinze jours pour retrouver tous ses souvenirs. Quinze jour pour ré avoir tous ses souvenirs était une durée assez long pour se souvenir qu'on avait été violé surtout quand on ne se réveil pas dans la rue. Cette drogue était décidément un fléau à arrêter car mettant en danger les droits et la dignité de la femme. Anne Sophie pour finir son interrogation, sachant que l'adolescente était à sa première trimestre lui avait demandé s'il en avait parlé à son professeur de la grossesse. Sans surprise de sa réponse mais comme étant une adolescente et son élève, ne voulant pas se retrouver en prison pour détournement de mineur, il lui avait proposé d'avorter cette grossesse. Son professeur lui avait fait avaler des pilules du lendemain pour mettre fin à cette grossesse et c'était ce qui avait causé son mal intense au ventre qui l'avait amené à la poste de santé. L'histoire était claire et trois délits sortaient de cette histoire qui était le délit de viol sur mineur, de détournement de mineur et de tentative d'avortement.

L'interrogatoire était terminé et Anne Sophie avait tous les informations pour discuter à la mère de l'adolescente et trouver ensemble la manière d'aborder cette grossesse. De retour au bureau Anne Sophie avait exposé les faits aussi calmement pour la compréhension de la mère. La mère avait compris et avait bien pris la nouvelle voir elle était heureuse de cette grossesse en partant du poste avec sa fille. Anne Sophie n'étant pas habituée à ce genre de situation était un perdu mais fini par comprendre sous les éclaircissements de Bijou qu'ils avaient trouvé un gendre et un mari professeur pour leur fille. Que dans ce village les étrangers étaient appréciés car ils sont sources d'argents surtout les professeurs qui reflétait admiration de toute la population. Avoir comme gendre, le professeur était une bonne chose en plus le professeur n'aurait pas le choix de refuser un si beau deal entre épousé leur fille ou épousé les murs d'une prison. Certes les patientes du village avaient propre choix de faire ou de ne pas faire mais en tant que personnel de santé, elle se doit de signaler les tentatives d'avortement et avortements selon Anne Sophie. Ce qui était réel mais chaque village était différents et certains leur problème devait se régler dans le village en toute discrétion car au cas contraire, la population se satisferait des matrones pour exécuter certains taches. Bijou disait toujours que faire quelque exception à la règle ne faisait pas qu'un soignant soit mauvais car les réalités sont de loin ce qui se passe dans les structures de santé. Anne Sophie avait compris qu'un peu de clémence ne faisait pas de mal et permettait aux villageois d'exécuter leur tradition comme à l'ancienne en famille. L'après-midi était déjà tombé et la maternité bondé de patientes, mais une patiente parmi eux avait attiré l'attention d'Anne Sophie. Au début elle était venu en consultation générale en soin infirmier et fut était hospitalisée pour calmer ses douleurs. D'apparence rien ne laisser percevoir qu'elle était en état de grossesse en plus elle ne disait rien, elle avait été traité comme un malade ordinaire sans signe alarmant. Mais sur le chemin en rentrant ses douleurs s'étaient accentuées, elle criait et ses accompagnants étaient en panique pensante que leur fille allait mourir. Les cris se faisaient entendre jusqu'à l'intérieur de la salle de consultation, sans trop hésiter Bijou avait recommandé de l'emmenait dans la salle d'accouchement de de l'attendre pour qu'elle vienne. Sa demande était incompréhensible et les accompagnants se demandait pourquoi dans cette salle car leur fille était toujours vierge. Dans la salle d'accouchement avoir installé la fille, Anne Sophie avait demandé que les accompagnants sortes pour qu'elle puisse examiner la fille, ce qu'ils avaient fait mais sa surprise a été grande en constatant la dilatation du vagin ainsi qu'une masse utérine et la dilatation du col de l'utérus. La fille était en train d'accoucher depuis quelques heures déjà car la poche des eaux était déjà rompue. Dans sa tête Anne Sophie ne savait pas ce qu'elle devrait dire aux accompagnants de la fille que leur fille était en train d'accoucher, elle était perdue mais continuait à suivre la descente de fœtus qui à parement n'avait pas besoins d'aide pour sortir juste l'empêcher de tomber à sa sortie. Sauvée par le gong, Bijou avait fini par la rejoindre, elle lui avait raconté la situation mais Bijou s'en était déjà doutée qu'il s'agissait d'un accouchement. Elle l'avait félicité d'avoir gardé son calme et prise la décision d'examiner la patiente sans l'attendre. Selon Bijou, ces cas de grossesses se rencontrent souvent au poste de santé, certaines filles soit des mineurs, certaines des célibataires et certaines mariées avec un mari à l'extérieur, elles tombent enceintes, le cache pour quelques mois et sont découvertes par l'apparition d'un gros ventre avec une morphologie alarmante et d'autres rondes ou avec une masses corporelles réussissent à cacher la grossesse jusqu'à terme, sans complication, elles ne sont découvertes car elles accouchent à l'abri de regard à l'occurrence loin de poste santé pour enfin soit jeter l'enfant ou au pire l'assassiner en l'asphyxiant puis l'enterrant comme si rien ne s'était produite. L'acte était atroce mais c'était la société qui poussait ainsi ces femmes agir ainsi. Anne Sophie voulait approfondir cette pensée mais sa responsable avait décidé qu'elle en reparlerait après le service et qu'à l'urgence qu'il fallait gérer l'accouchement et renseigner la famille qui s'inquiété pour leur fille. La jeune fille avait fini par mettre au monde un fils en bonne santé mais suppliait Bijou de ne pas informer ses accompagnants. Bijou n'avait pas le choix et lui avait répondu que le coup était déjà parti et qu'est-ce qu'elle aurait fait de son enfant si elle avait réussi à s'accoucher chez elle, certainement le tué disait Bijou en colère en lui disant que si une fois elle lui avait parlé de sa grossesse, elle aurait fait en sorte que personne ne sache en prenant l'enfant pour le donné à un orphelinat en toute confidentialité mais que maintenant c'était trop et qu'elle allait assumer le fruit de ses actes. Elle pleurait et suppliait Bijou pour sa clémence, elle eut pitié et lui demanda qui elle aurait aimé voir en premier entre ces accompagnants pour lui parler et annoncer la nouvelle. Sa mère était dehors et Bijou l'avait fit entré, elles avaient parlé un long moment et la suite je ne vous la raconte pas sa famille était déçu mais avait accepté par manque de choix que leur petite fille était devenue mère d'un petit garçon.

La journée devenait éprouvante et la descente avait été une bénédiction pour elles mais le service était de loin terminé car aussitôt le coucher du soleil et le levé de la lune et de ses étoiles d'autres cas sensibles et très intimes avaient rejoint le poste de santé. Anne Sophie n'avait jamais vue ça au pare avant et moi non plus. Comme nous le savons les célébrations de mariage étaient toujours des moments festifs ou un homme et une femme d'unissent pour le meilleur et pour le pire. Les nuits de noces comme nous les percevons dans les films, dans les traditions aussi simple ou la jeune fille se réveillait heureuse d'avoir taché le drap n'était qu'une partie de l'iceberg car cela ne se passait pas toujours comme ça. Quand je dis que cela ne se passer pas toujours comme ça, cela ne voudrait pas dire que la fille n'avait pas taché le drap ou qu'elle n'était plus vierge car ce que nous avons assisté était autre et représenté la désillusion du groupe de mot nuit de noce pour des causes physiologiques. En fait une mère, son fils et sa belle-fille qui était une nouvelle mariée nouvelle était venue au poste de santé pour trouver une solution à leur problème. Le mariage avait était célébré mais un mariage sans consommation était nul aux yeux de la société et de la loi et c'était ce qui était arrivé à nos jeunes mariés. Loin de mes pensées, le mari n'était pas impuissant mais sa femme avait un vagin trop étroit pour que son mari puisse la pénétrée. Présence de sang ou pas cela prouvait que son mari était son premier homme mais cela n'était pas source de bonheur ni pour elle ni pour son mari. Sa femme avait mal et son mari frustré que cela se passe ainsi d'où leur venu au poste de santé. Toutes les lunes de miel n'était pas si mielleuses pour certains surtout pour se couple qui avait essayé la pénétration en vaine. Souvent loin de regard nous ne sommes pas au courant de ce qui se passe réellement et nous nous contentons de ce que nous avions entendu. Nos grands-mères n'avaient jamais abordé ce problème qui était un sujet tabou mais mérite quand même que la nouvelle génération puisse connaitre cette réalité. Personnellement je n'aurais jamais su que cela existé jusqu'à que je rencontre cela dans une poste de santé. Nonobstant de cela seule les femmes endossaient cette souffrance atroce. A la vue de cette jeune mariée Anne Sophie était peinée et avait peur pour elle car comme pour cette fille, elle pourrait revivre la même chose et cela l'effrayé. Je pouvais comprendre sa position car l'ayant vécu dans mon propre lieu de stage au poste de santé, s'imaginais cette souffrance était moindre mais s'imaginait que la jeune mariée devait la subir par obligation était terrifiant. Je comprenais Anne Sophie mais c'était une réalité que nous ne pouvons rien y faire car chaque nuit de noce était différente. Pour la première fois ayant accueilli des patients dans la salle de consultation sans Bijou, elle n'avait aucun idée du comment aider ce couple. A première vue, elle ne savait pas de quelle pathologie il s'agissait car la théorie différait de la réalité du terrain s'étant avouée vaincu devant l'inconnu, elle avait fit venir Bijou. Elle lui avait expliqué le problème et avant de se rendre en salle de consultation, elle lui avait expliqué que cela s'agissait d'un cas de vaginisme primaire qui affecté souvent les femmes lors de leur première rapport intime en opposition avec le vaginisme secondaire qui concernait les femmes déjà en activité sexuelle avec pénétration vaginale. Mais que dans le cas du vaginisme primaire, la pénétration du pénis est rendue impossible à chaque tentative par cette contraction musculaire, et ce malgré le désir des partenaires. Anne Sophie comprenait de mieux en mieux mais voulait qu'en même savoir si il s'agissait de muscles et de contraction comment le vagin pouvait devenir étroite. C'était une question très bête de sa part et elle s'en était rendu compte mais Bijou avait saisi d'où elle voulait en venir en lui répondant que souvent certaines femmes, leur mari et leur belle-mère étaient persuadées qu'elles avaient un vagin trop étroit pour la pénétration mais qu'une consultation gynécologique suffirait pour en attester du contraire. Alors Anne Sophie avait supposé que l'origine de ce cas était psychologique et non physiologique. Pour Cette fois ci Bijou était d'accord pour le fait que ça pourrait être en grande partie psychologique mais que le vaginisme soit d'origine psychologique ne signifiait pas que la femme soit consciente de cette peur. Parfois, avant même la première expérience, préexiste une peur inconsciente. Puis, la première tentative avec les douleurs qu'elle occasionne pourrait amener à une angoisse de la douleur qui compromet les tentatives suivantes. Anne Sophie avait pratiquement compris ce cas ne savait pas quelle démarche entreprendre face à ce suspicion de vaginisme. La réponse a été rapide aussitôt posée aussitôt elle lui avait demandé un examen gynécologique pour tout d'abord s'assurer qu'aucune raison anatomique, ni aucune pathologie en être la cause. En enfin si aucune raison physique n'était détectée, elle pourrait alors confirmer son diagnostic de vaginisme. Elle n'avait pas décrite la technique à Anne Sophie pour tester son esprit de résonnement et de logique après toutes les informations qu'elle avait reçu. Anne Sophie avait saisi le message et aussi vite que l'éclair, elle avait fait travailler ses neurones pour répondre à sa superviseur que si les muscles vaginales se contractaient et que le vagin se rétrécissait à chaque tentative de pénétration du pénis alors cette même contraction musculaire devrait se passer lors de l'examen gynécologique avec d'autres types de pénétration comme doigts ou encore spéculum. Le superviseur était très bluffé de la rapidité de compréhension de son apprentie mais sachant la démarche à suivre, elle ignorait le traitement. Comme étant dans un pays en sous-développement en plus dans une zone rurale l'orientation à un sexothérapeute ou un psychothérapeute n'était pas envisageable mais l'utilisation des moyens du bord oui en demandant à son apprentie qu'est-ce qu'il fallait utiliser pour décoincer le moteur de voiture quand il faisait un bruit de deux fer qui s'entre touches. La question était ironique de comparer le vagin à un moteur de voiture mais au moins Anne Sophie ne saurait répondre d'huile si elle en était autrement. Elle avait compris que c'était de l'huile et que la seule huile intime qu'elle connaissait été les lubrifiants. Encore sa superviseuse était contente de sa performance mais avait rajouté qu'à part les lubrifiants pour limiter l'action de frottement désagréable qu'elle pouvait aussi recourir à des dilatateurs vaginaux pour progressivement habituer celui-ci à la dilatation et à la pénétration sans oublier le plus important parlant de peur de d'angoisse de la première fois n'ayant pas recours à un sexothérapeute ou un psychothérapeute. Ensuite de quelle que soit l'origine de ce trouble, apprendre à la femme à connaître son vagin pourrait constituer le point de départ pour une femme atteinte de vaginisme. N'est ce reste que pour lever ses craintes, elle devrait l'explorer en douceur, progressivement et à son rythme, seule ou en couple. Il faudrait souvent des efforts et de la patience. L'introduction d'un ou plusieurs doigts, d'un tampon ou d'un sex-toy est une première étape pour faire face au vaginisme. Et enfin la thérapie la plus importante se relaxer pourrait-être une aide précieuse pour apprendre à lâcher prise et à détendre les muscles péri-vaginaux. Anne Sophie avait tout compris et dans la salle de consultation, Bijou lui avait laissé gérer la consultation pour tester ses compétences dans la pratique après avoir réussi avec brio la théorie. Anne Sophie s'était exécutée en faisant l'examen gynécologique à la femme et avait confirmé son diagnostic qu'il s'agissait bien d'un vaginisme primaire. Ensuite elle avait rassuré au mieux la fille son marie et sa belle-mère, se gardant ainsi de réserver que au couple les conseils sur la manière de faire telle que l'adoption de long préliminaire avant une pénétration vaginale comme la masturbation étant mal pris en compte par la religion et les traditions. Et faisant part à la belle-mère de favoriser un environnement moins stressant pour sa belle-fille en ne lui mettant pas la pression. Enfin la prescription d'un lubrifiant et un dilatateur vaginal. En somme la consultation d'Anne Sophie terminée en fixant un rendez si cela perdurait dans les soixante heures après commencement du traitement. La mère était contente et avait demandé à prendre la route ce qu'Anne Sophie les avait permis sous le regard de Bijou en spectatrice muette. Après leur sortie Bijou lui avait dit qu'elle n'avait plus sa place à coté d'elle. Anne Sophie avait peur et pensait avoir fait une erreur ou avoir pris trop de liberté en libérant la patiente sans la consultée au préalable mais Bijou avait mis fin à son calvaire en lui disant qu'elle était devenu une vrai sage-femme, qu'elle n'était plus une apprentie mais une vrai sage-femme qui devait avoir son bureau à elle seul, qu'elle a été impressionné et était très fière de son meilleure apprentie. Le soupir quand Anne Sophie vue qu'elle avait réussi le teste, elle était contente mais fière en complimentant sa superviseuse que sans elle, elle n'aurait jamais osé dépasser ses limites et s'affirmer ainsi avec tant d'assurance devant sa patiente et ses accompagnants. C'était leur dernier patient, elles étaient épuisée mais avaient pris le temps de se préparer un bon dînée puis s'étaient mises devant la télévision pour se faire un bon cinéma.

Anne Sophie n'avait pas le temps à perdre et tenait à reparler d'une chose qui était restée dans sa mémoire depuis ce matin. Bijou ayant une longueur d'avance lui avait pris de cours en lui disant qu'elle se rappelait que l'acte était atroce mais que c'était la société qui poussait ainsi ces femmes agir ainsi rappelant leur précédent discussion sans suite qu'elles avaient remis à plus tard. Pour commencer, elle lui avait demandé ce qu'elle de la société sénégalaise. Pour une fois dans sa quête que Bijou lui avait posé une question, elle était optimiste d'en savoir plus sur ce qu'elle voulait savoir en réalité. Anne Sophie lui avait répondu que la société sénégalaise était une société qui criée haut et fort la téranga qui voulait dire accueillante mais était hostile avec les siens. Une société qui privilégiait le mensonge à la vérité à son guise, une société qui marginalisait les pauvres, une société ou seule l'argent avait droit à la vérité, une société qui mettait que fardeau sur le dos des femmes et traitait les hommes comme des rois. Une société ou les femmes se battent puis s'offrent leur passe à enfer de la souffrir due à la polygamie. Une société ou le plus grand voleur était le plus respecté, une société ou les donneurs d'exemple étaient devenus des comédiens. Une société d'hypocrites, de menteurs, de pervers, de narcissiques, de voleurs, de fraudeurs etc… Anne Sophie appréciait guerre ce qu'était devenue la société, étant prudente dans ses mots elles avaient retourné la question à Bijou pour savoir si assassiné un bébé pouvait se justifier en accusant la société. Pour Bijou rien ne pourrait justifier une infanticide du moment où l'enfant sort du ventre de sa mère et qui respire pour la première fois de sa vie. Anne Sophie repris la main en disant alors et si l'enfant était en état de fœtus cette infanticide pourrait-elle se justifier en blâmant la société ? Bijou avait répondu que rien ne pouvait justifier un infanticide ou un foeticide mais un embryonicide oui. Anne Sophie avait démarré une discussion avec des termes qu'elle ne maitrisait pas mais au moins pour se débloquer et pouvoir continuer sa discussion, elle avait une qualité de ne pas faire semblant et de demander des éclaircissements sur ces termes infanticide, foeticide et embryonicide. Cette question bizarrement avait plu Bijou qui avait pris le plaisir de lui dire que l'infanticide était en droit le meurtre d'un enfant, spécialement d'un nouveau-né, c'est-à-dire ôter la vie à un bébé de façon volontaire après sa sortie in utéro vivant et viable. Pour le foeticide c'était le fait de provoquer la mort fœtale in utero en cas d'interruption de la grossesse pour motif médical au-delà du seuil de viabilité. Anne Sophie bloquant sur la viabilité sa question était de savoir le seuil de viabilité et ce que cela signifiait. Bijou lui avait répondu d'essayer de trouver la réponse dans le fond de son raisonnement en lui disant que dans le foeticide si le fœtus n'était pas encore viable, c'était une prise de médicament, et donc une action chimique sur l'utérus, qui entraîne la mort fœtale. Par contre, lorsque la grossesse avait dépassé vingt-quatre semaines, le décès du fœtus était provoqué directement c'est-à-dire une foeticide intra utero, avant l'expulsion hors de l'utérus. En sommes, le seuil de viabilité du fœtus était fixé à vingt-quatre semaines même si on constate des améliorations encourageantes dès la 23ème semaine. Et pour l'embryonicide c'était l'interruption d'une grossesse soit à dix semaines d'aménorrhée. Ces termes étaient maintenant clairs pour Anne Sophie mais elle ne comprenait toujours pas comment justifier une infanticide du moment où l'enfant sort du ventre de sa mère et qui respire pour la première fois de sa vie. Bijou avait conscience de ce qu'elle pensait en lui posant la question à savoir ce qu'elle pensait de l'avortement et du droit à chaque femme de décider de poursuivre ou non une grossesse non voulue. Elle ne savait pas quoi répondre que de dire qu'au Sénégal l'avortement volontaire était puni par la loi, c'était considéré comme un meurtre car un fœtus était un humain à part entière alors cet acte est criminel. Bijou n'était pas étonné de sa réponse car tout le monde aurait répondu comme le voulait la société sans prendre en compte le droit à la femme de faire son choix sur la progression de leur grossesse en oubliant certaines circonstances comme les abus. Sur ce point Anne Sophie c'était rendu compte que la situation vue de cette angle était injuste et n'est ce reste que de permettre aux femmes ayant subi des abus comme le viol de pouvoir mettre fin à leur grossesse. Bijou avait repris en disant ce que pourrait craindre la société et la justice en acceptant l'avortement médicalisé au moins pour ces personnes. Pour Anne Sophie, peut-être la société et la justice justifiaient cette mesure parce que certaines femmes ne pouvaient avoir d'enfant, ou peut-être qu'ils voulaient que les femmes assument leur acte ou bien qu'ils tenaient en compte du ressenti du fœtus comparant sa douleur à la douleur d'un être humain se faisant assassiner. Bijou avait pris les suggestions d'Anne Sophie en lui répondant que c'était injuste de faire culpabiliser toutes les femmes qui pouvaient procréer et porter une grossesse, la société et ni la justice ne devait se baser sur une minorité pour ôter le droit au choix à la majorité des femmes. Pour la deuxième suggestion la société et la justice comme justification en mettant sur la table l'effet d'assumé, ils violaient les droits de la femme et de leur intégrité. Et pour ce qui est le droit à la vie et au ressenti ce qui était un argumentaire plus ou moins justifiable, l'avortement avait été étudié sur des normes scientifiques et pratiqué dans les pays les plus cotés en recherche scientifique plus que la nôtre. Car en profondeur une étude scientifique récente montrait que le fœtus pourrait ressentir la douleur dès le quatrième mois de la grossesse. Mis en avant dans l'article de deux scientifiques publié par le Journal of Medical Ethics, ces résultats venaient ainsi bouleverser l'idée couramment reçue selon laquelle un fœtus ne pourrait sentir la douleur qu'à partir de la vingt-quatre semaine de gestation, et par conséquent ne souffrirait pas de l'avortement jusqu'à ce stade. Et sur ceux l'interruption de grossesse volontaire dit l'IVG répond aux normes scientifiques en étant pratiquée jusqu'à la fin de la douzième semaine de grossesse, soit quatorze semaines après le début des dernières règles pour l'IVG chirurgicale et pratiquée jusqu'à la fin de la cinquième semaine de grossesse, soit au maximum sept semaines après le début des dernières règles. En établissement de santé, ce délai pouvait être prolongé jusqu'à septième semaines de grossesse soit de neuf semaines après la date des dernières règles pour l'IVG médicamenteuse. Anne Sophie comprenait maintenant que tous les idées reçu sur l'avortement étaient complétement fausses et même voir un mythe, une idéologie pour amoindrir les femmes car selon ce qu'elle savait l'interruption volontaire de grossesse était purement et simplement interdite sans conditions et qu'une grossesse non désirée issue d'un viol ou d'un inceste ne faisait pas exception à la règle. Alors que la loi française source de notre loi ne statuait pas précisément sur les sanctions pénales en cas d'homicide involontaire d'un fœtus, c'était donc la jurisprudence qui fixait le cadre juridique. En effet, le fœtus ou l'embryon n'étant pas considéré comme une personne juridique, il ne pouvait être reconnu comme une victime ce qui a contrario différé de la loi sénégalaise. Pour soutenir l'argumentaire d'Anne Sophie, Bijou avait rajouté que pour qu'un embryon puisse être considérer comme une personne humaine, il faudrait déjà qu'il puisse être un individu à part entière. Or, que l'embryon soit du vivant ne faisait pas de lui d'emblée un être vivant. Il était donc possible, pour F. Kaplan, de déterminer en toute certitude jusqu'à quel stade l'embryon n'est pas un être humain. Mais qu'on pouvait cependant retenir, au vu des précédentes affaires judiciaires traitées, qu'un individu pouvait être condamné pour homicide involontaire dans le cas où le fœtus était considéré comme viable.

C'était une discussion haute en émotion Anne Sophie avait compris et beaucoup sur l'avortement, le droit à l'avortement et sur les cas spécifique à prendre en considération. Bijou m'avait fait changer d'avis sur cette loi ôtant le droit aux femmes de pouvoir décider de leur vie. En ce moment précis Anne Sophie et moi savions que nous devions nous rallier à cette cause si noble qui était la lutte pour la légalisation de l'avortement médicalisée. Nos yeux ont été fermées et Bijou nous l'avaient ouvert mais Anne Sophie n'en avait pas assez pour cette car elle tenait à savoir quel était ce passé que Bijou insinuait souvent. Après le sujet sur l'avortement, le silence était palpable, les regards figés mais Bijou savait qu'Anne Sophie avait quelque chose derrière la tête et lui avait demandé de dire ce qu'elle avait dans la tête malgré qu'Anne Sophie refusait de l'admettre. Face à son insistance, Anne Sophie avait accepté de lui poser sa question mais sous la condition qu'elle lui promette d'y répondre. Comme un marché, le deal était conclu. Elle avait fini par l'admettre lui demandant quel était ce passé qu'elle parlait tout le temps. A sa question c'était comme si un vent froid avait envahie l'espace, Bijou avait les mains moites, le visage pâle, un regard dur et glacial. Anne Sophie c'était décidée de changer d'avis, sur le point de dire à Bijou de laissé tomber, celle-ci lui avait répondu qu'un deal était un deal et qu'elle tenait à honorer sa parole. Elle était d'accord de la laissée lui raconté son passé tout en étant au fond d'elle contente que son amie soit une personne de parole.

Selon Bijou, ce passé qu'elle parlait souvent dans ces mots était une plaie, une plaie qui la suivra toute sa vie. Que ce passé était pire que ce que lui avait fait son ex-mari avec ses ex stagiaires et pire que son ménage. Avec les mots trop lourd pour sa bouche, elle lui annonçait qu'elle allait lui raconté un secret qu'elle avait fait taire pendant quinze longues années de sa vie. Qu'elle ne pouvait dire ce secret à personne parce que sa famille lui avait interdit de le déterrée car cela pouvait causer le déshonneur sur eux. Quel était ce secret qu'une famille pouvait cacher à l'ombre de la société. Ma curiosité en était grande et je pouvais parier que j'étais plus curieuse qu'Anne Sophie sur ce coup. Elle pouvait sentir à quel point les mots devenaient de plus en plus difficile pour elle, elle bégayait et tremblait d'où nous pouvons penser à un passé traumatisant. Anne Sophie sachant qu'elle avait des appréhensions pour se dévoiler lui avait dit que comme elle avait fait taire ce secret pendant tellement d'année, se confier à elle l'enlèverait un poids sur son fardeau, que les amis n'étaient pas là seulement pour de la décoration mais étaient aussi là pour se soutenir et s'aider mutuellement à porter les fardeaux. Bijou avait compris mais était toujours en stress, Anne Sophie ne voulait non plus qu'elle lui raconte son histoire sur le coup de la contrainte d'un deal et qu'elle en garde une expérience désagréable de s'être confier sur un sujet sensible. Pour la rassurée, elle lui rappelle qu'elle était qu'une stagiaire mais aussi une amie, que son stage allait se terminer la fin de cette semaine, qu'elle n'allait plus être là, qu'elle n'avait pratiquement pas la chance de se revoir un jour et que les gens disent que c'était plus facile de se confiait à un inconnu qu'à un proche. Si Bijou avait des craintes avant d'entendre cela, après l'avoir entendu, elle était rassurée et plus détendue. Elle c'était levée, demandé à Anne Sophie de le suivre dans sa chambre, lampe éteinte, elle lui avait tourné le dos en lui demandant de laisser les ténèbres tels qu'elles étaient dans sa noirceur. Sur le lit dans les ténèbres et le dos face à Anne Sophie, Bijou avait commencé à raconter son passé en employant un passé lointain et plus présent en disant qu'il y'avait quinze ans dans le passé. Elle était une fille comme les autres, elle avait des rêves pleins dans la tête, elle pensait devenir une grande figure de féminine dans le pays. Elle était tout ce qui était de plus ordinaire, mais un jour tout avait changé et pas pour le mieux. Car un jour descendant de l'école, sur la route du retour, elle avait été kidnappée par un groupe d'homme. Elle avait été retenue pendant trois jours dans une maison, violée, violentée et abusée par plusieurs hommes. Elle s'était défendue mais peine perdue car la force d'un de ses violeurs ne faisait pas le poids à sa force de fillette alors, elle avait dû abandonner et laissé ses hommes à son sort. Elle avait mal, elle les suppliés mais ces hommes étaient sourds, ils n'entendaient rien de ce qu'elle les disait. Ils la tripotée, la touchée, la violée et elle ne pouvait dire mots car la conséquence était de recevoir des coups de fouet après avoir assouvi leur désir malgré son refus. Un homme ou un groupe d'hommes étaient sur elle chaque une heure. Elle souffrait tellement à chaque passage au point de penser qu'elle n'allait pas survivre ou qu'elle allait rester captive et un objet sexuel pendant le restant de sa vie sans possibilité de ne revoir sa famille. Pendant qu'elle était captive, sa famille la cherchée partout mais discrètement sans pour autant aviser le voisinage. Pendant ce temps une journée paraissait une éternité, pendant le deuxième jour de captivité, elle était devenue très faible et très mal en point. Ces kidnappeurs n'avaient pas de considération pour son état de santé, ils avaient organisé une orgie pour profiter de leur captive, épuisée à la fin de cette orgie, elle c'était évanouie. Ces kidnappeurs pensant qu'elle était morte, avaient pris peur en l'enroulant sur un drap et laissé dans un bâtiment en construction la nuit pour que les maçons puissent retrouver son corps sans vie et faire le nécessaire. Mais cela ne c'était pas passée comme ils l'avaient prévus car elle n'était pas morte. Après être jeté dans un bâtiment en construction toute nue enroulée d'un drap, elle avait repris connaissance. Faible prenant à peine appuie sur ses deux jambes, elles avaient réussi à quitter le bâtiment pour rejoindre la route. Dans sa tête c'était le soulagement car elle allait rentrer enfin chez elle. Elle avait célébré trop tôt, enroulée de son drap presque trois heures du matin, elle n'était pas sortie de l'auberge en faisant de l'auto stop. Dans sa tête, elle s'était dit qu'elle trouverait un bon samaritain qui l'aiderait sûrement. Elle l'avait demandé, elle l'avait eu car un homme d'une quarantaine d'année s'était arrêté pour elle, et avant même de pouvoir raconter ses péripéties, cet homme lui avait demandé de monter. Il faisait tard, au milieu de nulle part, elle avait peur qu'il y ait des animaux sauvage, elle ne lui faisait pas confiance mais n'avait pas le choix que de monter. Cet homme avait chauffé son moteur et s'était mis en route, il la regardée de façon très bizarre, elle en était très gêner au point de ne lui avoir pas dit qu'elle avait été captive. Cette ambiance était troublante et elle avait eu peur de subir ce qu'elle avait déjà subi pendant sa captivité, ainsi elle avait demandé à cet homme de le laissé descendre sur la route. Cet homme n'était pas convaincu de la faire mais avait fini par accepté de la laissée sur la route. Il s'était garés sur le bas-côté de la route, avait éteint le moteur de sa voiture, descendu, fermé la portière derrière lui et fait le tour pour lui ouvrir la portière. En voyant cet homme faire ce qu'elle désirait, elle n'avait plus de doute que cette personne n'était pas une personne mauvaise mais avait toujours un mauvais pressentiment en le voyant faire un demi-tour pour lui ouvrir la portière. Toute sa pression était redescendue quand cet homme lui a ouverte la porte et demandé de sortir. En sortant, elle se disait qu'elle s'en faisait pour tout que cet homme voulait seulement l'aider et qu'elle s'était entêtée dans sa démarche de sortir de la voiture. Aussitôt sortie, le chauffeur avait refermé la porte derrière elle en coinçant le drap qu'elle s'était enroulée. La situation était devenue très Bizarre, quand elle avait dit à cet homme que le drap était coincé et qu'il lui avait répondu qu'il l'avait fait exprès car elle s'en aller sans avoir payé le transport et que lui aussi devait en profité de ce qu'elle vendait pour se retrouver dans cet état. Elle savait qu'elle était piégée et que ses malheurs ne faisaient que commencé, la chance l'avait quitté et qu'elle allait mourir à coup sûr. Elle répétait au chauffeur qu'elle n'avait pas d'argent, qu'elle venait d'une bonne famille, qu'elle avait été kidnappée depuis soixante-douze heures et que sa famille ainsi que la police était à sa recherche. Le chauffeur ne la croyait pas et disait que toutes les travailleuses du sexe disaient cela, voulaient se faire transporter gratuitement sans rien payer et faire payer ce qui voulait en profiter. Elle se sentait piéger et ne savait plus quoi faire à part lui laissé le drap et fuir tout nue pour se sauver. Les cartes étaient distribuées et la fuite était la seule option, le sachant aussi comme seule et unique alternative, le chauffeur l'avait maintenu dans son élan de fuite pour l'embarquer à l'arrière de la voiture. Il n'y avait plus de vêtement à déchirer parce qu'elle était déjà nu, son intimité était une fois de plus violé par un inconnu. En un laps de temps ou elle pouvait le sentir sur elle, elle avait l'impression qu'il lui ôté la vie, elle ne se défendait plus car elle n'en pouvait plus, elle avait fini par lâcher prise, se laissé aller. Ces derniers souvenirs en se réveillant à l'hôpital étaient l'image de cet homme massue sur elle entre ses cuisses et ses mains pressant fortement ses mamelons. De ces derniers souvenirs, elle ignorait comment, elle s'était retrouvée à l'hôpital. Elle s'était réveillée, habillée d'une robe d'hôpital, couchée sur un lit, dans une chambre individuel, un masque à oxygène sur la bouche et le nez, elle avait un cathéter sur la main et un perfuseur qu'elle apercevait à peine la bouteille de perfusion. Elle savait où elle se trouvait malgré que la lumière l'aveuglée, prenant quelques minutes pour reprendre des forces et habituée à cette lumière, elle s'était relevée, enlevée le masque et avait tenté de se lever. Mais l'infirmière qui veillait à la surveillance de son état était entrée et l'avait empêché de le faire car trop tôt dans son état. Elle ne s'y était pas opposée car elle était contente de voir un visage de femme depuis les soixante-douze heures de captivité. Sous le choc elle lui tenait la main et l'a dissuadé de ne pas la laissée seule. En bonne infirmière, elle était restée à son chevet jusqu'à qu'elle s'était endormie, elle avait retiré sa main pour aller s'occupé ses autres patients mais était aussi de retour à sa réveil. De réveil, elle avait plus une bonne mine que la dernière fois étant plus rassurée que l'infirmière ne lui avait pas lâchée la main. Elle se sentait bien mais voulait savoir comment elle s'était retrouvée à l'hôpital mais l'infirmière n'étant pas qualifiée à lui parler de ça, elle lui avait informé que quelqu'un de mieux informé était dehors pour elle, qu'elle pouvait lui posé toutes les questions qu'elle voudrait et qu'ils auront le plaisir de lui répondre. Dans son état, elle avait la force de supposer que c'était la police, que l'infirmière lui avait confirmé, elle avait accepté de les recevoir. Face aux policiers qui voulaient savoir comment elle s'appelait ou son adresse, elle ne répondait pas, les questions allaient trop vite dans sa tête. Pour avoir un visage familier, elle avait demandé la présence de son infirmière. En présence de son infirmière, elle refusait de parler aux policiers mais en revanche par l'intermédiaire de l'infirmière, elle voulait savoir comment, elle avait atterri à l'hôpital. L'inspecteur avait dit à ses subordonnés de quitter la pièce pour que la fillette ne se sente intimider. Pour répondre à sa question l'inspecteur lui avait dit qu'elle avait été retrouvée dans un trou creusé exprès pour stocker de l'eau pour arroser les champs par un paysan qui voulait en puiser pour donner à boire à son âne. A la découverte de ce corps, elle avait appelé la gendarmerie qui avait alerté les sapeurs-pompiers. Dans les lieux, à la découverte de ce corps les sapeurs-pompiers l'avait trouvé à moitié morte avec un pouls très faible, ils avaient pratiqué des techniques de premier secours avec les massages cardiaques et le défibrillateur pour l'arracher de la mort. Après avoir stabilisé son état, elle avait été évacué à l'hôpital d'où sa présence ici. Elle avait maintenant compris mais s'inquiété tout de même pour sa famille qui devait s'inquiéter sur son sort, elle avait accepté de parler à l'inspecteur sur son identité, elle avait donné l'adresse ainsi que le numéro de téléphone de sa mère à l'inspecteur. Pendant son entrevue avec l'inspecteur, son dossier médical avait été amené par un médecin gynécologue. Ce qu'elle contenait était troublant, elle avait subi une défloration récente, une déchirure et des lacérations, le diagnostic était un viol. Poser sur ce sujet, elle hésitait en a parler, elle avait honte et avait peur de parler de sa mésaventure. Elle s'était tue, le visage pâle en demandant à voir d'abord sa mère, elle pleurait, elle était dans un état de colère, de frustration et de confusion. Elle était dans un état où son infirmière était obligée de lui mettre un tranquillisant dans son perfuseur. Elle s'était mise à dormir paisiblement, l'inspecteur avait quitté la chambre pour la laissée se reposer car elle avait subi trop de stress en répondant à ses questions. Pendant ce temps qu'elle dormait sa famille était arrivé à l'hôpital, elle avait parlé à l'inspecteur et il s'était retiré de l'hôpital. Bijou ne les avait plus jamais revues depuis ce jour-là. D'une chambre d'hôpital, elle s'était réveillée dans sa chambre, habillée d'une de ses robes, sans masque et sans perfusion. Elle ne comprenait rien, sa mère faisait comme si rien ne s'était passé, elle c'était sentie seule et abandonnée.

Elle ne pouvait sortir de la chambre pendant les quinze derrière jours car sa mère les lui avait interdites. Son père était devenu un spectateur muet face aux malheurs de sa fille. Toute sa famille était contre elle parce qu'elle s'était fait captive et violée. Depuis cet incident elle n'avait ouvert la bouche pour raconter sa mésaventure, tout le monde ne voulait savoir car le dossier médical parlait pour elle. Elle aurait voulu avoir l'aide de sa société pour faire justice mais selon sa mère la société lui aurait tourné le dos pas seulement elle mais aussi toute la famille serait éclaboussé. Pour toute sa famille et elle, cela devait demeurer un secret, le secret de toute une vie. Elle l'avait accepté malgré sa peine, sa douleur car la vie d'une femme dans une telle société était ainsi, elle devait toujours se taire et être une bonne victime. Sa famille avait tout fait pour que la police abandonne l'enquête dans le cas de leur fille. Son temps était différent des temps d'aujourd'hui où les faits divers et les réseaux sociaux guettaient les moindre faits pour être à la une. Elle aurait voulu que son affaire aille en justice et que sa famille puisse être dans le temps moderne. A son temps pour la société le viol était un tabou et que les victimes étaient considérées comme des coupables aux yeux de la société patriarcale où chaque viol se justifiait par le comportement de la femme. Et aux yeux de sa famille, elle était coupable de son viol et qu'elle devait assumer le fruit de son acte. La justice ne l'avait pas jugé mais sa famille et sa société avait décidé de sa sentence en innocentant ses violeurs. Pendant les quinze jours où, elle était réduite en prisonnier dans sa chambre, elle avait pensé à plusieurs manières de mettre fin à sa vie, elle avait tenté mais à chaque fois, elle échouait. Après ses longs quinze jours, elle avait commencé à avoir des malaises, elle vomissait à la déglutition, elle pensait que c'était peut-être le lot de médicaments qu'elle avait ingéré qui agissait. Voyant à peine les membres de sa famille, elle pensait que c'était rien de grave mais son cas avait aggravé et elle s'était évanouie. L'apportant le dînée, sa mère s'était aperçue de son état, en douce, elle l'avait transporté au poste de santé. Cette nuit avait été longue, elle ignorait comment sa mère l'avait fait sortir de la maison à l'abri de tous, tout ce qu'elle savait s'était qu'elle savait qu'elle n'était plus chez elle mais au poste de santé. Comme à l'hôpital, elle s'était réveillée, voyant une bouteille de perfusion au-dessus de sa tête mais avec les même habilles que la veille. A peine les yeux ouvertes, elle voyait sa mère avec un visage qui faisait peur, elle dû prendre sur elle car sa mère souffrait à cause d'elle. Comme les gens aimaient le dire les mauvaises nouvelles allait plus vite que les bonnes, elle avait appris qu'elle était enceinte. Certes sa famille lui en voulait encore mais sa peine à elle était tellement grande qu'elle avait laissé éclater sa peine en criant de toutes ses forces. Elle croyait que la terre lui été tombé sur la tête, elle croyait qu'elle était maudite, elle ne savait ce qu'elle avait fait à Dieu pour ne pas avoir un moment de répit. Elle était innocente de ce qui lui était arrivée et elle devrait en porter le fardeau comme souvenir. Sa mère en l'entendant, lui avait demandé de se taire car tout ce qui arrivait été de sa faute, seulement sa faute à elle. Jamais une mère n'avait été si insensible face à la douleur de sa fille. Désolation, malgré sa peine, elle ne lui en voulait pas, pour elle ce n'était pas de sa faute, la société était ainsi et ainsi été devenu dure le cœur de sa mère. Dans une société comme la nôtre où les femmes étaient soumises et sous le poids de la polygamie, sa mère ne pouvait réagir autrement. Déjà sa naissance n'avait pas été chose facile parce que quand son mari avait appris sa grossesse, il avait l'espoir que cette enfant serait un garçon. Mais qu'au terme de la grossesse que l'enfant n'était pas un garçon mais une fille. Il l'avait renié, sa femme et elle, elle avait été abandonnée au poste de santé et il l'avait laissé comme message de retourner chez ses parents. Les sages du village l'avaient supplié de reprendre sa femme. Nouveau née, elle avait causé tant de peine à sa mère, elle avait été rejeté à cause d'elle parce qu'elle était une fille. La société était ainsi pour la naissance des filles, elle attendait avec impatience, célébrait la naissance des nouveaux nés mâles, leur héritier et considérait comme fardeau et malheur la naissance de nouveau née femelle. La société était ainsi avec les femmes, elles étaient soumises et toujours sous les moindre désirs de leurs mari, elles n'avaient pas le droit de décisions, elles étaient le sexe faible, des personnes qui ne pouvaient être des leaders mais des éternels esclaves. Sa mère au lieu de célébrer et de se réjouir pour la naissance de sa fille, elle pleurait de chaude larme et supplier son mari de lui avoir donné une fille. Elle vivait selon les désirs de son mari et sa belle-famille, considérant qu'elle n'avait pas mis au monde un garçon, elle avait perdu le privilège d'être la première femme de son mari. Même pas un après la naissance de sa fille mois, une seconde femme était en train dans la vie de son mari. Elle avait été relayée au second plan, avec sa fille, elles étaient devenues des fantômes, sa mère souffrait en silence et c'était le pourquoi son cœur c'était durcie avec le temps. Le seul moment de bonheur qu'elles avaient toutes les deux était la naissance de son petit frère, le fils de sa mère. Son père était tellement content qu'il en avait oublié la naissance de sa fille. Comme sa mère, sa seconde épouse avait été relayée au second rang et oubliée. Ainsi la société et leur mentalité traitaient les femmes. Le pire n'était pas d'avoir une fille mais c'était la stérilité du mari qui faisait porter le chapeau à la femme comme incapable de concevoir. Ceux-là étaient marginalisées et torturées par la société, la société en devait à la femme, aux filles pour les avoir amoindri et ôter des droits pareil à leurs semblable garçon. Etre une avait été un crime à son temps, une fille devait souffrir pour le bien de la société, elle l'avait compris et devait s'y conformer plusieurs filles avant elle et elle dans le lot. Le coup était déjà parti, elle était en état de grossesse, le monde et sa mère lui en voulait. Elle ne voulait pas continuer cette grossesse et sa mère le souhaité aussi. Mais cela était impossible car la loi sur l'avortement était devenue plus rigide et les sanctions très conséquentes. Les sages-femmes n'osaient la pratiquée car plusieurs de leurs collègues s'étaient retrouvés en prison. Toutes tentatives de dissuasion faites, sans résultat concluant. Elle s'y était faite d'avoir perdu mais normalement en cas de grossesse, de peu qu'elle savait les médecins faisaient tout pour que grossesse s'en suive. Elle regardait sa mère pour lui poser la question mais à chaque fois qu'elle posait son regard sur elle s'était le néant, le vide seulement. Pour un temps perdue dans ses pensées, les yeux vers le ciel, un vent froid l'avais effleuré le visage comme si quelqu'un lui avait soufflé la réponse. Avec la main sur la tempe, sa réponse était que la limite de prise d'une pilule du lendemain était de soixante-douze heure, que si sa famille l'avait laissé rester plus longtemps à l'hôpital qu'elle n'aurait pas vécu ce jour. Elle ne pouvait accuser personne, ni se plaindre de sa situation. Sa mère avait pris peur de la réaction de son mari et celle de la société. Malgré sa colère, elle ne pouvait rejeter sa fille, elle ne lui montrait pas souvent mais elle était la prunelle de ses yeux. Elle savait que son père apprenant la nouvelle n'allait pas la répudiée mais jetterait sa fille dans la rue comme le faisait tous les pères apprenant que leur fille était en état de grossesse sans pour autant être marier. Elle ne pouvait empêcher la progression de sa grossesse mais pouvais envoyer sa fille chez sa tante qui avait une mentalité moderne. Sa mère pour sauver sa fille avait fait tous les arrangements pour l'évacuer loin de leur communauté. Sa mère avait fait le bon choix car elle n'aurait pas survécu en vivant avec eux surtout que des rumeurs sur son viol commencé à circuler, une grossesse serait de trop pour sa mère. En ville chez sa tante, elle avait eu le soutien qu'elle n'aurait jamais eu chez elle à cause de l'impuissance de sa mère. Tout au long de sa grossesse, sa tante avait été une source d'inspiration pour elle. Elle n'avait pas échappé à la dépression, son ventre lui rappelait ce qu'elle vécut. A plusieurs reprises, elle avait tenté de se faire du mal avec un couteau mais à chaque fois sa tante lui rappelait que cet enfant était innocent mais que pouvait-elle faire, elle ne pouvait s'empêcher de le considéré comme une marque d'un passé traumatisant. Le seul fait d'imaginer que cet enfant pourrait naître et qu'elle était obligé de l'aimer lui faisait faire des cauchemars. Elle entendait dire que certaines femmes dans les films arrivaient à aimer leur enfant mais la réalité était autre car elle était loin d'apprécier cet enfant qui lui rappelait la plus grande douleur de sa vie. Sa grossesse évoluait et sa colère aussi car elle était coincée avec ce vendre qui l'empêchait d'oublier. Elle avait hâte d'accoucher mais aurait voulu que son pays ait un service d'adoption dans les structures de santé proposant leur service aux femmes qui ne désiraient pas garder leur enfant. Le temps pressait et pour trouver une solution à son problème, elle ne voulait pas s'arrêter aux suspicions alors, elle en avait parlé à la sage-femme qui suivait sa grossesse. Elle en avait parlé mais n'en n'était que blessée après cette entrevu, la sage-femme n'en était pas de main morte. Elle lui avait fait la morale sans comprendre ce qu'elle vivait.

Cela montrait à quel point les personnels de santé manquaient de compétence surtout en ce qui s'agissait des relations humains. Elle ne savait plus quoi faire, son entrevu avec la seule personne qui pouvait la comprendre et la conseillée avait été un échec, il lui resté que de s'y faire à garder l'enfant. Elle avait tellement peur et stressé que son travail s'était déroulé à son huitième mois. Elle avait été amenée en urgence à l'hôpital par sa tante. Etant une primi part, primi gestation, ce que n'aimait pas les sages-femmes car étant pénible à faire accoucher rapidement. A sa venue dans la salle d'accouchement l'accueil n'avait pas été comme espérée, elles faisaient la mue et se relayaient la tâche d'aider à l'accouchement d'une primi. Elle avait mal due aux contractions mais gardera toujours des souvenirs désagréables de son accueil à la maternité. Les deux sages-femmes qui s'occupaient d'elle, s'énervée sur elle car elle n'arrivait plus à trouver la force de pousser le fœtus hors de l'utérus, elles lui parlaient mal en lui disant que si elle avait pu concevoir cet enfant sans leur aide qu'elle devait aussi faire l'effort de pousser pour faire sortir cet enfant. Elles utilisaient des termes qu'une femme ne devrait pas dire à une femme, elle avait mal mais elle était consciente, quand elles lui répétaient qu'elle avait adoré de faire l'amour, qu'elle avait gémis de plaisir et que maintenant qu'elle ne leur fait pas perdre de temps car elles avaient d'autres occupations que de s'occuper d'elle toute la nuit. De telles méchancetés venant d'une sage-femme étaient pire que des insultes, elle voulait les répondre mais n'avait pas la force, en soupirant sur la table d'accouchement, elle s'était évanouie. Considérant que continuer l'accouchement à voix basse serait trop risquée, elles 'en avaient informé au chirurgien obstétricien qui les avait ordonné de la préparée pour une césarienne d'urgence. A son réveil, elle revivait la même scène, cathéter et perfusion sur la main mais cette fois ci en robe de bloc opératoire, elle avait à son chevet, une infirmière qui lui expliquait qu'elle allait subir une césarienne et qu'elle ne devrait pas s'inquiéter pour la douleur parce que cette intervention se faisait sous anesthésie. Elle ne savait pas ce qui c'était passé depuis qu'elle avait parlé à cette infirmière. Parait-il durant sa longue absence, l'intervention avait eu des complications la plongeant dans un coma. Les médecins s'interrogeaient sur ces chances de survie après trois jours dans le coma. Pendant ce temps-là son enfant était belle et bien vivant sous perfusion un peu en état de dénutrition car il refusait de se nourrir par le biberon. Tout comme sa mère sa situation se compliquait de jours en jours. Sa tante était inquiète car elle avait peur que sa nièce se laisse mourir après toutes les douleurs qu'elle avait subies. Dans son for intérieur, elle souhaitait que sa nièce se rétablisse en héroïne pour au moins empêcher qu'une autre fille revive ce qu'elle avait vécu, que certe qu'elle n'allait pas pouvoir en sauver tous mais qu'une serait un bon début pour un avenir meilleur. Où les femmes de leur propre chef prendront des décisions pour le bien d'une autre femme, un avenir où qu'une femme ne se culpabilise d'avoir enfanté une fille mais bien au contraire la célébrée comme s'il s'agissait de la naissance d'un garçon, un avenir où chaque femme sera leader de sa vie et non pas une esclave derrière le fourneau au ordre de son mari, en somme un avenir où la femme réobtient ses droits d'homme humain. Deux jours plus tard, sa prière avait été réalisée, sa nièce avait ouvert les yeux, elle était heureuse pour elle mais avait peur de lui parler de son fils car sachant l'origine de sa naissance. Il ne s'agissait pas seulement d'elle mais de toute femme car cela ne pouvait être facile de voir, de tenir, d'allaiter l'enfant de son violeur, un homme agressif, violent et sans pitié. Aucune femme ne le pourrait s'il en existe une, cela ne devait pas si être traumatisant pour elle. Sa tante était consciente de la délicatesse du sujet car l'enfant ne devait être blâmé de par son innocence mais que faire du ressenti de la mère qui ne pourrait l'aimer comme un enfant naturel. Un enfant avait besoin de sa mère et la mère avait peur de son enfant par traumatisme. Quel avenir pour cette enfant, il refuse le biberon et sa mère risquerait de lui ôté la vie vue son état dépressif. Elle s'était réveillée et hors d'état de danger, elle avait été déplacée du bloc de réanimation à une cabine individuelle. Sa tante l'avait rejoint dans la cabine, sa nièce était calme comme si rien ne s'était passé, son coma lui avait réussi disait sa tante mais au fils de leur discussion elle avait remarqué que quelques choses ne tournaient pas rond. Elle en avait avisé aux médecins qui lui avaient répondu que souvent après être sorti du coma, certains patients souffraient d'une amnésie partielle qui pouvait durer des jours, des semaines voire des mois mais qu'ils pourront lui confirmer ce diagnostic après avoir eu le résultat de son scanner. Sa nièce avait oublié tous les maux qu'elle avait traversés, ayant pitié de cet enfant, et sous les recommandations du pédiatre, elle avait accepté de parler à sa nièce de son fils. Craignant sa fureur, elle avait hésité à le faire mais elle n'avait pas le choix. Au contraire de toute attente, elle avait bien pris la nouvelle, elle était contente d'être mère et voulait voir son enfant, la prendre dans ses bras et l'allaiter. Sa tante était surprise de sa réaction et s'était exécutée pour que son enfant lui soit remis, avec précaution, elle guettait ses moindres gestes pour qu'elle ne fasse pas de mal à son enfant. Son enfant entre ses bras, elle le consolé, lui embrassé le front, en état de l'allaiter, elle s'était mise à lui donner son sein. Sa tante ne pouvait pas s'en remettre mais fut était sans voix quand elle lui avait demandé si l'enfant lui ressemblée ou bien qu'il ressemblait à son père. Jouant le jeu car elle ne devait pas subir de stress, elle lui avait répondu que l'enfant lui ressemblé. Elle souriait en confirmant ce que sa tante venait de lui dire en rajoutant que si elle avait fait un beau bébé s'était parce que son géniteur devrait être un beau jeune homme. Agacée, elle avait répondu que bien sûr, sa nièce continuait à lui posée ses questions sur la relation qu'elle devait entretenir avec le père de son enfant. Sa tante ne savait plus quoi dire en lui répondant qu'elle était venu chez elle enceinte et qu'elle ignorait comment était le père de son enfant. Elle souriait en disant à sa tante que si elle avait franchi le pas d'avoir couché avec un homme, alors ça voudrez dire qu'elle était vraiment amoureuse de cet homme et qu'elle avait hâte de s'en souvenir pour enfin former une famille lui, son enfant et elle. Sa tante ne pouvait s'empêcher de pleurer, elle s'excusait en disant qu'elle était trop sensible sans rien arrangé, sa nièce la remerciée car avait été la sauveuse d'une histoire d'amour. Un rêve dans son subconscience qui ne se réalisera jamais. Elle aurait aimé que sa nièce demeure ainsi mais les médecins lui avait informé qu'elle pouvait retrouver la mémoire d'une minute à l'autre et qu'il fallait bien la surveillée avec le bébé. Cette journée s'était passée dans le calme mais le soir l'état de son bébé s'était aggravé, il avait été évacué dans le bloc des soins intensifs en pédiatrie. Sa mère était très inquiète pour lui, elle ne pouvait rester en place. Cette nuit, elle était très agitée, elle pleurait et criait, les infirmières après l'appel de sa tante l'avait maitrisé pour lui injecter un calmant. Sur son lit, elle disait à sa tante que son bébé allait mourir et qu'elle ne pouvait rien faire pour la sauver, puis elle s'était endormie. Sa tante ne l'avait jamais vue dans cet état, elle ne reconnaissait pas sa nièce car la femme qu'elle avait devant elle, était une autre personne mais priait pour que sa vrai nièce lui revienne à son réveil. Pendant qu'elle était dans les bras de morphée, comme, elle l'avait dit son bébé était en train de partir, sa tante ne pouvait pas être avec lui car le bloc des soins intensifs était strictement interdit aux visiteurs alors, elle était restée au chevet de sa nièce. Quelques heures plus tard, au chevet de sa nièce, les médecins l'avaient convié hors de la cabine pour lui annoncer le décès du bébé. Elle n'avait pas réagi sur le coup car elle pensait que c'était une bonne chose la mort de l'enfant, car à peine né qu'il n'avait pas d'avenir, sa mère malgré qu'elle avait perdu la mémoire partiellement l'aurait rejeté à la moindre souvenir. Pour elle au moins le bébé avait eu la chance d'avoir passé un jour dans les bras de sa mère, consolé, cajolé et aimé. Mais ses soucis étaient de loin terminé car elle ne savait pas comment allait réagir sa nièce après s'être réveiller, elle était très inquiète d'un coté de voir une mère pleurait sa fille et de l'autre plus rassurée qu'il ait une possibilité qu'elle puisse retrouver la mémoire. L'heure fatidique était arrivée, sa nièce s'était réveillé du coma, mal en point, elle ne disait rien, elle était juste réveillé. Sa tante stressait qu'elle lui demande son enfant mais elle avait fait comme si cela ne l'intéressé pas. Inquiète et dubitative de ce qui se passait dans sa tête, pour en avoir le cœur nette de ce qui se passait réellement, elle lui avait proposé si elle désirait voir son fils. Elle lui avait répondu qu'elle pouvait faire ce qu'elle voulait de cet enfant parce qu'elle n'en voulait pas, qu'elle ne voulait pas le voir car, elle risquerait de le tué. Sa tante avait compris que sa nièce était de retour, elle en était ravie car elle ne serait pas obligée de souffrir pour la mort d'un enfant. Sa nièce ne savait toujours pas que son enfant était mort, elle se devait de lui annoncer cette nouvelle qu'importe son état d'âme du moment. En s'excusant de lui reparler de son fils mais devait quand même de lui dire, elle l'avait annoncé enfin le décès de son fils. Sa nièce avait les larmes aux yeux mais pensait que c'était la meilleure chose qui pouvait arriver à cet enfant. Elle se sentait libre, c'était comment si un grand fardeau lui avait été enlevé, elle riait en demandant à sa tante est ce que se réjouir de la mort de son propre enfant était un crime. Sa tante comprenant à quoi elle faisait allusion lui avait dit que dans son cas se réjouir de la mort de son enfant n'était pas un crime car cette mort assurait à son bébé de ne jamais connaitre le rejet de sa mère ainsi que le fardeau de vivre étant le fils d'un violeur dans une société comme la nôtre. Elle était soulagée d'entendre cela car en réalité, elle ne savait comment aimer cet enfant s'il avait survécu, comment elle allait le traité malgré son innocence, à coup sûr il l'aurait rappelé ses agresseurs et elle s'en prendrait à lui. D'un coup, le ciel s'était assombri pour elle car tout mère aurait aimé son enfant et passé de bons moments avec lui mais elle pas comme toutes les mères, son enfant lui rappelait de mauvaises souvenirs qu'elle aimerait oublier en passant à autre chose. Elle était têtue et entêtée mais sa tante ne voulait pas commettre l'erreur d'accorder à l'incinération du bébé sans pour autant de lui demander si elle voulait le voir pour une dernière fois. Elle avait refusé en disant qu'il fallait ne pas remouiller les cendres du passé, qu'elle ne désirait en aucun cas en savoir plus, dans sa couverture, elle s'était recouverte la tête. Sa tante ne disait rien mais savait qu'elle n'était pas insensible à cette mort jusque qu'elle aurait souhaité que sa conception soit autrement. Pour gérer les funérailles de son petit-fils, elle avait laissé toute seule sa nièce. En voyant le petit garçon préparé et enroulé d'un drap blanc, elle ne pouvait retenir ses larmes car si petit sorti du ventre de sa mère, cet enfant s'en était retourné à jamais mais se consolait en essuyant ses larmes pensant à la vie qu'il aurait vécu sur terre. Une mort de l'être aimé ou non n'était pas facile car même un ennemi vous manquerez de par le vide qu'il restera derrière soi. Bijou malgré elle l'avait porté dans son ventre pendant neuf mois, voulant se débarrassé de lui s'était fait à l'idée qu'il faisait partie d'elle, caressant son ventre, elle avait senti une différence, enjambant les pas de sa tante elle l'avait suivi pour faire ses derniers adieux à son fils. En s'essuyant ses larmes, sa tante l'avait aperçu et discrètement elle était sortie par l'autre porte faisant semblant d'avoir oublié quelque chose. Seule avec le corps inerte de son fils, elle avait peur de le touché mais avait fini quand même par dérouler le linceul qui recouvré l'enfant pour voir son petit visage. Au début, elle ne voulait pas le faire mais il lui fallait le voir pour pouvoir faire son deuil. En voyant son visage, elle pleurait en disant à son fils, qu'il était un beau garçon, qu'il aurait eu une belle vie si tout n'était pas ainsi, qu'elle aurait voulu qu'il naisse comme tous les enfants. Elle lui suppliait de la pardonnée car elle ne l'avait jamais aimé et que son père l'avait rendu ainsi. Caressant les cheveux de son fils, pleurant et riant, elle lui disant que tout était pour le meilleur, qu'il était maintenant au paradis entouré de bonnes choses, qu'au paradis qu'il aura une autre mère, une mère aimante, qu'il ne connaitra jamais de douleur ni de souffrance comme sa mère condamnée sur terre. En faisant ses adieux à son fils elle lui avait fait un baiser sur le front en lui sifflant dans les oreilles de se souvenir de sa mère sur terre de lui pardonné et de demander à Dieu de la soulagée de sa peine. Affligée, elle avait déposé son enfant sur la table, avec soin elle lui remettait le linceul en l'enroulant soigneusement ne manquant de retenir ses larmes qui ne pouvaient s'empêcher de couler le long de ses Joux. En quittant cette salle, c'était comme si elle laissait sa vie derrière elle, elle avait mal au cœur comme si quelqu'un lui avait arraché. Caressant son ventre en rejoignant sa cabine, sa démarche était lente et dispersée. A peine sortie, sa tante était entrée dans la salle pour accomplir sa tâche. De retour elle n'avait rien dit de ce qu'elle avait vu et fait pour les funérailles du bébé mais avait annoncé à sa nièce qu'après vingt-quatre heures de plus d'hospitalisation qu'elle allait pouvoir rentrer à la maison. Cette nouvelle fut été accueillie sans réponse et sans réaction apparente. Vingt-quatre heures plus tard, elles avaient obtenu la permission de sorti, sur le chemin de la maison le silence absolu et cela avait duré plus d'une semaine. Sa tante était très inquiète et ne savait quoi faire pour briser le silence qu'avait entrepris sa nièce. Sachant qu'elle devait la brusquée pour la faire sortir de sa dépression, elle lui avait laissé soixante-douze heures pour décider de choisir d'avancer dans sa vie en ville ou de retourner au village et demeurer. Elle savait qu'elle ne pouvait se permettre de retourner au village après tout ce qu'elle avait vécu là-bas. L'ultimatum à terme sa tante lui avait demandé ce qu'elle avait décidé, celui-ci l'avait répondu qu'elle voulait retourner au village. Sa tante était choquée d'avoir une nièce aussi lâche, qui abandonné au moindre cout de la vie, elle ne pouvait s'empêcher de ressentir de la colère à l'égard d'elle. Malgré sa colère elle la fixé dans les yeux en lui disant qu'elle respectait son choix mais en lui demandant ce qu'elle allait faire au village, servir de femme de ménage ou d'aide-ménagère, qu'elle était au courant que tout le village savait qu'elle avait été violé par un groupe d'homme, qu'est-ce qu'elle allait devenir à par être la prostituée du village par ce qu'avec leur idée fermée aucune famille ne le donnerait en mariage avec leur fils. Elle fuyait le regard mais sa tante lui ordonnée de la regardée dans les yeux en lui demandant de lui répondre. Les larmes aux yeux elle lui avait répondu qu'à part cela que pouvait devenir une fille violée et qu'elle allait devoir s'en faire à sa nouvelle vie, qu'elle était déjà sale que plus de saletés ne pouvaient changer en rien sa situation. Sa tante comprenait sa perspective mais lui tenant le menton en lui disant qu'être violer ne voulait pas dire que la vie était terminée, qu'elle pouvait devenir ce qu'elle voulait devenir, qu'elle pouvait continuer ses études et se battre pour ses droits dans le futur, qu'elle pouvait se battre pour que la société ne blâme plus les personnes violées pour se mettre au trousse de leur violeur pour leur affligé sentence, qu'elle pouvait aussi s'assurer que personne ne subisse le même destin qu'elle. Qu'elle n'avait pas à le nié car elle l'avait vue pleuré sur le corps de son enfant en lui demandant pardon de ne pas l'avoir pu aimer à cause de la douleur de sa conception car elle aurait voulu que ça se passe autrement. Pour finir sa tante avait rajouté que si au moins elle ne pouvait pas le faire pour elle car croyant que sa vie n'avait plus de sens qu'elle le fasse pour l'enfant à qui elle avait soufflé dans l'oreille de demander à Dieu de lui enlever sa peine. Plongée dans les yeux de sa tante, elle la regardée pour un moment les yeux en larme, elle lui avait répondu que tout le monde l'avait abandonné, qu'elle seule l'avait recueilli, aimé comme sa fille, dans sa peine, elle était là pour la consolée, à l'hôpital, elle était présente jour et nuit à son chevet, qu'elle avait exécuté les préparatifs des funérailles de son fils qu'elle n'avait jamais voulu, qu'elle avait payé les frais d'hospitalisation de sa grossesse, aux visites prénataux, son accouchement, son coma jusqu'à son rétablissement. Qu'elle n'allait continuer à se battre pour elle. Sa tante au paravent n'avait jamais fait attention à ses dépenses pour sa nièce et lui rappelant que c'était son devoir car étant la sœur de sa mère, ne voulant pas s'étaler sur le sujet, elle lui avait demandé ce qu'elle voulait faire de sa vie, continuer ses études, faire une formation, ce qu'elle voulait devenir et le métier de son choix. Sa nièce avait déjà en tête ce qu'elle voulait car elle avait décidé d'arrêter son cycle pédagogique normal pour rejoindre une école de formation en sciences obstétriques pour devenir une sage-femme. Sa tante ne comprenait pas ce choix et l'avait demandé pourquoi un tel choix. Premièrement pour elle cette formation était de courte durée, cette formation pouvait lui permettre d'acquérir beaucoup de connaissance sur l'anatomie de la femme et ainsi que de son appareil reproducteur mais le plus important pour elle ce n'était pas cela car cela lui permettrait de se battre pour les droits des femmes s'agissant l'avortement médicalisé surtout dans les cas de viol. Se levant en tournant le dos à sa tante, elle lui raconté comment elle avait supplié la sage-femme qui avait refusé de mettre fin à sa grossesse, que ce jour-là, elle pouvait sauver une vie mais qu'elle l'avait laissé à son sors, que tout le monde pensait que cette acte était illégale alors que la loi sur l'avortement dans son alinéa autorisait les avortements médicalisés dans les cas de viols et d'incestes mais que personne n'exécutait ces lois inscrites dans la constitution par représailles vis-à-vis de la société. Pour elle cette loi devrait être revigorer et cela sera le début d'une victoire pour qu'enfin commence les femmes à bénéficier de leurs droits fondamentaux. De jour en jour elle s'était réveillée de son sommeil, sa tante l'avait redonné une seconde vie en l'inscrivant à la formation qu'elle voulait. Trois ans plus tard, elle était devenue une femme pleine d'assurance avec son diplôme, sa famille lui avait pardonné et laissé tout ce passé derrière elle. Elle était montée dans leur estime en les envoyant chaque mois de l'argent, elle n'était pas aimé mais adorait ce qui était la preuve que dans certaines familles sénégalaises seul l'argent était roi, vous l'avait, vous êtes hissé au ciel vous ne l'avait pas vous êtes marginalisé. En fin du compte c'était ce que nous avons appris de la société en passant par l'Etat car le plus grand voleur demeurait toujours celui qu'on chante les louanges car même dans la jungle voleur ou pas les vautours devaient prendre leur part de force ou de gré ainsi était la loi de la jungle des millionnaires et milliardaires d'un mandat de cinq ans. Sachant qu'elle gagnait sa vie et serait affecté à une poste de santé comme responsable avec l'avantage d'un salaire plus élevé, elle lui avait trouvé un mari au village, qui pouvait refuser de l'argent quelqu'un soit le passé d'une fille. Elle ne voulait plus subir mais pour une deuxième fois, elle ne voulait pas décevoir sa famille. A contre cœur, elle était allée au village pour participer à la cérémonie traditionnelle de son mariage, elle avait l'impression qu'elle s'était achetée un mari parce que rien ne lui paraissait naturel, sa belle-famille avait trop de demande en plus lui avait conseillé d'amener son mari avec elle car une femme ne devait jamais être séparé de son mari. Elle ne disait rien mais tout lui semblé louche, elle s'embarquait dans une relation qu'elle ne connaissait pas les retombés, elle l'avait fait pour que son village sache qu'elle était mariée que l'ainée de la famille avait donné le bon exemple. Les cérémonies faites, elle avait pris son mari et s'installé dans le village ou elle avait été affecté. La suite avec son mari, Anne Sophie la connaissait entièrement. Bijou, toujours le dos tourné dans le noir, un silence absolu, Anne Sophie ressentait une peine immense à son encontre, elle n'avait pas mot, elle ne savait quoi dire, elle était toute retournée de cette histoire triste. Elle était reconnaissante de la confiance que lui avait accordée Bijou en lui révélant toute sa vie. Les mains moites, elle voulut réconforter Bijou en lui caressant l'épaule mais elle était bien loin d'elle mais en revanche pour le faire, elle s'était dirigée vers elle dans le noir, les mains autour de son ventre, son corps sur son dos et son menton dans le cou de Bijou. Elle la serrée si fort en lui transmettant son amour, ses mains relâchant doucement son ventre pour effleurer ces mains, ses doigts caressaient ceux de Bijou qui fuyaient à chaque fois mais elle avait fini de les retenir pour partager la peine qu'elle avait dans son cœur. Anne Sophie s'approchant de prêt de Bijou, avait oublié qu'elle était dans une quête car après cette histoire plus rien ne comptait à part le bien être de son encadreur. Corps contre corps elle était restée un bon moment, une position pas tout confortable car supportant tout le poids de Bijou, elle l'avait retourné face à elle, les mains derrière son dos lui caressant les cheveux afin de l'apaiser. La serrant contre elle, elle l'avait trainé jusqu'au lit, elle lui avait fait assoir et demandé de se coucher sur ses hanches pour qu'elle puisse la bercée. Bijou était ravi qu'elle soit avec elle car en plus d'être affectueuse elle avait toujours les bons mots. A peine qu'elle avait commencé à la caressé, Bijou était dans les bras de morphée, lui tenant compagnie pour quelques minutes, Anne Sophie avait rejoint sa chambre laissant Bijou dans un profond sommeil. Dans son lit elle repensait à tout ce que Bijou avait vécu parce que seulement s'était une femme lui donné envie de vomir. Ce jour avait marqué sa vie car elle avait un autre regard plus sensible sur l'avortement, Bijou l'avait convaincu que l'avortement n'était pas seulement un sujet de vie ou de mort de viabilité ou non mais une question de devenir accès sur la relation de mère à enfant mais aussi de la société et du devenir de l'enfant. N'en parlons pas du viol mais d'au moins une enfant qui a un père et un grand père pour père biologique, ou un grand père et un père pour père biologique etc…, que vaudrez-t-il le devenir de cette progéniture considérée comme sacrilège dans la moralité. Les questions avec des réponses se succédaient dans la tête d'Anne Sophie, dans son lit, elle ne cessait de se retourner en à faire des cauchemars, le nuit était devenue un mal pour elle et levé du soleil un sauveur attendu. Cherchant le soleil, elle avait fini par s'endormir mais peu de temps alors, elle avait entendu le réveil de son téléphone lui cassé les tympans. Comme étant en stage et que son encadreur était une amie, elle ne pouvait se permettre une grasse matinée, elle avait pris son serviette pour aller se prendre une douche et se préparer pour aller travailler. Enfin prête pour aller ouvrir le poste de santé, elle se faufilait doucement pour ne pas que Bijou puisse l'entendre mais au moment de quitter la maison, elle l'avait appelé pour venir prendre le petit déjeunée. Elle ne voulait pas mais avec son insistance, elle avait cédé et rejoignit à table. Anne Sophie était tendu parce qu'elle avait passé une mauvaise car elle en avait fait des cauchemars de son histoire, Bijou pouvait la remarquée mais avait décidé de commencé par la remerciée d'avoir resté avec elle car sans elle, elle ne saurait trouver le sommeil et en plus pour la première fois, elle avait dormi profondément. Anne Sophie était contente pour elle mais lui avait confié qu'elle avait eu des cauchemars toute la nuit, qu'elle avait beaucoup de chose dans la tête et que la peur n'arranger en rien sa situation. Bijou lui avait recommandé de tout oublier et de se concentrer sur la longue journée qu'elle aurait en ce jour en plus comme qu'elle allait devoir gérer toute seule les consultations. Anne Sophie était toujours prête pour le job et elle avait rejoint le poste de santé avec Bijou. Cette fois dans le bureau de consultation, elle était face à un cas qu'elle n'aurait jamais eu à avoir à croiser un jour dans sa vie. Sa patiente était une travailleuse du sexe et elle était venue renouvelée sa carte de visite sanitaire. Anne Sophie ayant une étroitesse d'esprit ne savait pas comment s'y prendre, sa patiente n'avait de honte d'être une prostituée, elle était zen comme si c'était la routine. Dans la salle de consultation, elle se permettait de raconter certains de ses ébats qu'elle trouvait agressifs en confiant par la même occasion ses douleurs pelviennes. Comme dans une boutique de bonbon, elle demandait conseil sur le contraceptif à choisir car elle ne voulait pas prendre le risque de tomber enceinte parce que la tendance était que les hommes qui payaient le d'argent ne souhaitaient pas utiliser un préservatif. Anne Sophie avait un regard méprisant à l'encontre de sa patiente et Bijou l'avait remarqué. Pour éviter ce genre de comportement devant une patienta, elle l'avait envoyé dans la salle d'accouchement pour lui chercher un matériel. Deux minutes plus tard, faisant semblant devant sa patiente que sa stagiaire était lente et qu'elle avait vraiment besoin du matériel, elle était allée la rejoindre. La rejoignant dans la salle d'accouchement, elle avait demandé à Anne Sophie pourquoi ce regard envers la patiente, elle lui avait répondu que cette personne n'était pas de bonne moralité et que c'était une prostituée, qu'elle vendait son corps pour de l'argent. Bijou d'un ton sec lui avait répondu que quelle était le problème, qu'elle gagnait légalement sa vie, qu'elle était en règle avec les lois de nos pays en ayant sa carte de travailleuse du sexe et faisait ses visites médicales selon les normes, qu'elle n'était pas une voleur ou autres délinquants. Anne Sophie était choquée de ce que venait de dire son encadreur en ajoutant que la prostitution n'était pas bien, sur ces mots Bijou lui avait rajouté que la prostitution était une profession et le plus vieux métier du monde si elle l'ignorait mais que la question n'était pas qu'elle soit prostituée ou pas mais qu'elle devait faire mon travail qu'elle le veuille ou non en n'ayant aucun droit de jugement ou de moralité personnel à l'encontre de ses patientes. Après ses mots Bijou avait rejoint sa patiente dans la salle de consultation, laissant seule Anne Sophie dans la salle d'accouchement. Pour la première fois de son stage, elle s'était rendu compte qu'elle avait merdé, qu'elle avait laissé ses sentiments prendre le dessus sur son professionnalisme. Elle avait honte de son comportement, elle ne savait comment rejoindre la salle de consultation, pendant une trentaine de minute, elle hésitait à sortir de cette salle. Sauvé par le gong, Bijou était venu pour lui dire qu'elle l'entendait pour la visite. En sortant, Anne Sophie l'avait attrapé par la main pour lui demander pardon parce qu'elle s'était laissée submerger par ses émotions à cause de leur discussion de la veille. Bijou avait accepté ses excuses et lui avait conseillé de garder toujours la tête froide si elle voulait devenir toujours sage-femme parce que cela relevé de la déontologie. Tous les deux dans la salle de consultation, Anne Sophie avait procédé à un examen gynécologique, cette fois ci avec un professionnalisme, elle avait découvert de multiples lésions vaginales et anales. Le diagnostic était fait en plus de pratiquer des relations vaginales elle pratiquait aussi le sexe anal appelé la sodomie. Elle n'était pas enceinte mais Anne Sophie avait dû faire des prélèvements pour un diagnostic en bactériologie. Comme on le dit en milieu médical, l'examen gynécologique parlait à la place de la patiente, revenant sur elle la patiente avait admise de s'adonner à du fétichisme car certains de ses clients riches ne pouvant pas jouer à ce jeu sadique avec leur femme à cause de leur statut, leur croyance etc… la payés pour une nuit torride de sexe et de torture. Elle disait souvent ne pas vouloir accepter car ils lui mettaient de gros objets dans le vagin qui lui faisait mal ou parfois dans l'anus mais pensant à l'argent qu'elle allait se faire, elle accepté toujours. Son comportement sexuel était à risque et Bijou lui avait rappelé les risques d'une déchirure. Elle avait bien compris, voire qu'elle avait promis de changer pour sa santé mais désirait avant de partir un implant sous cutanée. Pour une patiente, elle était informée sur les contraceptifs, s'était une bonne chose, elles n'avaient pas de temps à perdre, Anne Sophie lui avait mise son implant, après un rendez elle s'en était allée. Bijou était fier d'Anne Sophie parce que qu'elle s'était ressaisie depuis son retour dans la salle de consultation. Après leur première patiente, les patientes s'étaient enchainée jusqu'à l'après midi. Mais après le déjeuner, une adolescente avait été amenée par sa mère au poste de santé car depuis quelques jours, elle suspectait la démarche bizarre de sa fille. L'adolescente ne disait rien et ce silence avait été pris par sa mère comme un problème qu'elle devait à tout prix avoir des réponses. Face à Bijou et à Anne Sophie, la mère de l'adolescente était inquiète mais Bijou lui avait recommandé de leur laissé seul dans la salle pour consulter son enfant. L'examen de l'adolescente n'avait pas duré, son diagnostic était une défloraison récente avec quelques lésions vaginales mineures. Anne Sophie ne pouvait statuer à un viol mais comme la mineure étant une personne légalement non consentante, cela revenait à confirmer l'hypothèse d'un viol sur mineure à condition que l'homme soit un adulte. Les résultats étaient tombés et Anne Sophie s'était occupée des moyens préventifs pour éviter toute grossesse ou infections à venir. L'adolescente parait, sa mère avait été dans la salle, à cette nouvelle, elle était sous le choc. Voyant sa mère la petite pleurait en disant qu'elle n'avait jamais voulu cela, sa mère en la regardant lui disait comment cela avait pu se passer car elle n'avait jamais était au courant qu'elle avait un petit ami ou une relation amoureuse. Sa mère était persuadée qu'il y avait anguille sous roche en lui demandant si elle connaissait celui qui lui avait fait cela, elle avait répondu que oui et qu'elle ne voulait pas mais qu'il avait insisté. Sa mère lui tenant le menton, la fixant lui demande si elle avait été forcée par un adulte. Elle avait répondu affirmative à cette question. Les larmes aux yeux, elle lui demandé pourquoi, elle ne lui avait rien dit, elle lui avait répondu qu'elle le désiré de tout son cœur mais que son bourreau détenait des images explicites d'elle en la faisant chanté de faire honte à sa famille en les publiant. Cette affaire était devenue grave et sa mère voulait savoir qui était cette personne qui avait osé toucher sa fille. L'adolescente pleurait à larme chaude car elle ne voulait pas révéler le nom de cette personne mais sous la pression elle avait cédé en sortant de sa bouche le nom du fils du ministre qui était venu passer les vacances au village. Ça avait fait l'effet d'une bombe car cette bataille était loin d'être réaliste mais sa mère ne voulait pas lâcher prise. En partant du poste de santé Bijou savait que cette bataille était perdue d'avance car dans un pays comme le Sénégal, celui qui avait un pouvoir étatique maitrisait toutes les instances juridiques. Comme elle l'avait si bien dit, après la délivrance du certificat médical de sa fille, cette mère avait émise une plainte contre le fils du ministre mais au lieu d'avoir une convocation, l'inspecteur lui avait recommandé une discussion amiable avec le ministre. Elle avait contacté la presse mais personne ne voulait s'en mêler. Plus le choix et contre son gré, la mère avait dû accepter une somme de dix millions comme dédommagement. Dans un pays corrompu, ces histoires se passent toujours comme ça à vrai dire cela se passe dans tous les pays et quel que soit le continent la femme est toujours perdante dans ces histoires. Une journée chargée c'était terminée, Bijou et Anne Sophie s'étaient préparé un bon dîner. Après avoir dîné dans leur coin préféré le fauteuil devant la télévision, Bijou rappelait Anne Sophie qu'elle avait bien réagi face à la situation et que si c'était une autre personne, elle aurait du mal à s'en remettre d'avoir été réprimandé sur son travail. Anne Sophie lui avait répondu que c'était ce don qu'elle avait besoin à ce moment qu'elle ne l'avait pas vexé mais réveillé de sa nuit d'hier. Son objectif avait été atteint, Anne Sophie avait mené l'enquête et était à bout de son investigation en trois jours, elle était contente et moi aussi de cette prouesse mais elle éprouvait de remords de la manière qu'elle avait agi. Elle ne voulait pas retourner chez elle en étant fausse envers sa nouvelle amie alors elle avait décidé de lui dire la vérité mais à un jour de son départ. Plus de question pour cette nuit, elles avaient décidé de se détendre cette nuit, blotties l'une contre elle comme un couple, elles riaient au éclat à cause de actions drôles des acteurs. La fin du cinéma, il était bien tard et elle devait aller se coucher, se levant pour se rendre dans sa chambre, elle avait donné un bisou sur la joue de Bijou qui s'était transformée par erreur en baisé. Les deux s'étaient excusées et chacune avait rejoint sa chambre. Dans son lit, Anne Sophie repensait au baiser de Bijou, même si elle ne voulait pas l'admettre, elle aimait bien Bijou et j'avais peur que cela parte loin dans une société qui n'acceptait pas qu'une femme puisse en aimer une autre. Anne Sophie avait aussi eu peur de ça, qu'elle avait joué avec le feu et qu'elle risquerait de s'y brûlé. Des jours passèrent et cette attraction entre deux s'accentuaient, elles se cherchaient dans le poste de santé, souvent par des regards qui en disaient long sur leur désir. Elles s'en étaient aux caresses et aux bisous sur le cou. Elles s'amusaient ainsi et personne ne voulait donner un nom à leur relation. Un jour, un soir l'avant dernière jour de la fin du stage d'Anne Sophie, elles s'étaient enfin données un baiser profond mais Anne Sophie avait mis fin à ce baiser en la repoussant. Bijou était vexé du rejet d'Anne Sophie et lui avait demandé si elle ne ressentait pas la même chose qu'elle, cette attirance entre elle. Anne Sophie avait répondu affirmatif en disant qu'elle ne savait pas si ce qu'elles faisaient été bien ni si ce qu'elle ressentait était bien mais une chose qu'elle savait s'était qu'elle la désirait plus qu'elle le voulait. Qu'elle ne pouvait l'expliquer aux gens, à la société car cela émané de son cœur. Qu'elle ne l'avait pas rejeté par peur des représailles à son encontre mais qu'elle devait d'abord lui confié de quelque chose car elle ne voudrait pas qu'elles s'embarquent dans une histoire qui détruirait leur vie à tous les deux et que peut être entendant sa confession qu'elle allait la détestée détestant ainsi toutes les femmes. Bijou lui avait dit de parler ce qu'elle avait fait en lui racontant cette nuit fatidique ou elle l'avait suivi au poste de santé la nuit, qu'elle l'avait vu donné des médicaments sublinguales pour provoquer un avortement à un homme en échange d'une grosse somme d'argent, qu'elle l'avait vue pratiqué des évacuations utérines la nuit. Cette nuit elle avait considéré son acte in étique et s'était fixée un objectif de trois jours afin de découvrir le pourquoi elle violait la loi, cette loi qui était très rigide avec beaucoup de femmes et de personnels de santé en prison. Qu'elle avait réussi à trouver réponses à ses questions mais elle fut été culpabilisée en ayant pris cette affaire pour un jeu, d'où elle pouvait placer ses cartes. Pour son plan elle avait dû se rapprocher d'elle en la séduisant pour être son ami et arriver à ses fins. Les mains jointes, Anne Sophie lui demandé de lui pardonnée ses erreurs, Bijou muette, l'avait traversé pour aller s'enfermer dans sa chambre. Anne Sophie frappée sur la porte mais sans réponse, sachant que Bijou avait besoin de tout digéré, elle s'était rendu dans sa chambre pour espérer que demain tout arrive à rentrer en place. Le lendemain correspondant au jour de son départ, Bijou l'avait réveillé et convié à prendre part à son petit déjeuner de départ. Sur la table prenant le petit déjeuner, elle lui demandait si elle ne lui en voulait pas mais Bijou avait répondu que négatif en saluant sa franchise. A son tour, Bijou lui répétait qu'elle aussi regrettait beaucoup de chose et que si elle entendait ce qu'elle savait peut être qu'elle ne lui pardonnerait jamais. Comme une discussion matinale avait commencé et qu'elle devait partir dans quelques heures Anne Sophie lui avait demandé de lui en parlé. Comme Anne Sophie Bijou s'était lancée en disant qu'elle était au courant qu'elle savait ce qui c'était passé cette nuit, que cette nuit-là, elle était rentré dans sa chambre, allumé la lumière et qu'elle ne l'avait pas vue, cette bruit quand elle parlait avec cet homme l'avait alerté, que l'homme l'avait vue en entrant mais qu'elle lui avait demandé de ne rien dire. Selon Bijou, elle savait depuis le début son plan de se rapprocher d'elle et qu'elle s'était laissée séduire. Au début elle jouait le jeu pour qu'elle ne la dénonce pas à la police et de plus en plus qu'elle jouait à son jeu, elle s'éloignait de son objectif. Une vraie douche froide, Anne Sophie avait été le dindon de la farce mais pour terminer en beauté, elle avait conclu que toutes les deux avaient joué le même jeu, qu'il en était match nul et qu'elles devraient oublier cette histoire et passer à autre chose. Au fond d'elle sachant que tout était fini et l'heure pour elle de s'en aller, elle s'était levée, face à Bijou, elle lui avait donné un long baiser sur la bouche qu'elle n'avait pas refusé, la main sur sa manche de valise, elle lui avait soufflé un adieu à son amour impossible.

Pendant qu'Anne Sophie et Bijou se faisait des confidences dans un autre poste de santé, il m'était arrivé quelque chose d'inattendue. N'étant pas du genre à faire attention et toujours prête pour une prise en charge à domicile d'un malade, Idrissa m'avait demandé de lui acheter des médicaments dans la pharmacie du village étant donné que la pharmacienne du poste rentrait chez elle sans laissé de médicaments pour les urgences et qu'il ne s'entendait pas avec le pharmacien du village. Pour une fois, j'étais fière de rendre service mais, mes impressions étaient autres quand Idrissa m'avait demandé d'enlever les étiquettes de prix sur les boites. J'avais compris en le regardant qu'il avait quelques choses dans la tête mais j'avais suspecté qu'il ne falsifie les prix comme à la fois dernière quand il m'avait taxé d'avoir gâté sur une plaie une petite bouteille de poudre d'antibiotique pour afin me demander s'il pouvait le prendre et qu'en fin du compte, qu'il l'avait administrée à un de ses malades à domicile. Les choses étaient claires qu'ils préparaient un deal, pour ne pas être au dépourvu j'avais calculé au total une somme de cinq mille cinq cent cinquante le prix des médicaments sur l'ordonnance. Il ne disait rien mais devait s'en douter que je le suspecté d'être maladroit.

Dans la maison du malade, nous avions été accueillis et amenés jusqu'à la chambre du malade. Idrissa m'avait recommandé de préparer de nécessaire pour l'installation de la perfusion. Jamais au plus grand jamais je ne pouvais m'empêcher l'acte contre étique qu'Idrissa m'avait demandé à faire. Il avait sorti de son sac un perfuseur usagé pour me demander de le purgé, son demande me paraissait tellement absurde que je ne savais pas quoi faire dans l'instant. Au début je croyais qu'il l'avait ouvert mais qu'il n'avait pas pu être celui d'un patient mais en découvrant le liquide jaune dans le perfuseur qu'il m'avait bien fait recommandé de purger car il ne devait en rester, je mettais rendu compte que j'avais fait le mauvais choix de l'avoir suivi. J'étais au courant de ce qui se passait sous mon nez mais je ne pouvais rien dire ni faire devant les membres de cette famille car il ne s'agissait pas seulement d'Idrissa mais de toute le poste de santé. Je savais que je faisais quelque chose de mal mais j'étais contraint à noyer le poisson car comme dans un village les gens étaient susceptibles, voir faisait plus confiance aux nouveaux visages, une remarque de ma part aurait créé la rébellion et remettre en question les pratiques du poste de santé qui n'étaient pas très catholique. Cela n'était pas mon seul dilemme car je risquais s'interrompre mon stage et de ne pas valider mon stage, les risques étaient trop grandes et je ne pouvais pas les prendre mais faire de mon mieux qu'Idrissa ne fasse du mal à notre patient à cause de sa tricherie d'extorsion d'argent à la famille. Je me sentais petite et pas dans ma place au point que je durais pour chaque acte de soins mais Idrissa ne me laissé pas le temps de réfléchir, il se précipitait pour mettre le cathéter pour perfuser le malade qui avait de la fièvre. Notre patient était diabétique et avait une montée de fièvre, Idrissa lui avait mis du genpar, un antibiotique et un sérum salé pour l'hydrater et lui avait facturé déplacement et soins y compris à vingt-quatre mille franc céfa. Je ne pouvais pas y croire à mes oreilles parce que cela était une pire arnaque car déjà la quantité de médicaments était insuffisante pour notre malade surtout en termes d'antibiotique et de remplissage. J'étais choquée qu'une personne comme lui privilégiait plus économisé de l'argent que le patient lui avait donné que de le soulagé. Comme l'ayant suivi n'ayant pas d'échappatoire je ne pouvais que faire mon travail qui était de surveiller l'état général du patient pendant la perfusion. En le surveillant, ce qui m'inquiétait plus c'était qu'Idrissa ait pris le perfuseur dans les poubelles du poste de santé car étant toujours la dernière à quitter les lieux, je m'assurais de tous les jetés dans la poubelle. De loin que je connaissais Idrissa, ce qu'il m'avait montré dans ce jour-là rien ne pouvais me surprendre de sa part, c'était décidément un malade que Samba avait enseigné les soins et pas l'éthique et la déontologie du métier. Je ne savais pas d'où provenait le perfuseur qu'il avait installé au patient mais j'étais resté avec lui pour guetter toute réaction de choc toxique ou anaphylactique en espérant qu'il n'arrive pas car dans mon fond intérieur, je savais qu'Idrissa n'était pas formé à ce genre d'intervention ni les médicaments dans ses cas ou la vie du patient ne tenait qu'à un fils. J'étais là à ses côtés mais le patient n'était pas une personne facile, il se retournait, jetait ses mains partout risquant d'enlever son cathéter. Ce moment me semblait comme si j'étais dans un ring, je devais le maitrisé de tous mes forces, je le faisais pour son bien car je savais que s'il enlevait son cathéter de la main que Idrissa l'aurait laissé comme ça jusqu'au lendemain et son cas se serait empiré. Il avait le double de ma force mais je devais tenir bon qu'en à Idrissa il était devant la porte avec son ami en train de discuter en me disant de l'appelait si j'avais fini. En me débattant pour maintenir la main du patient, j'avais de grand ressentiment envers Idrissa, je pouvais dire que je le détestais et moi de même pour l'avoir proposé mes services d'aide. Mon patient ne me faciliter pas la tâche, j'avais dû monter entièrement sur le lit avec mes pieds pour le maintenir, parfois il savait que je le maintenais, il se tenait tranquille mais quand il avait commencé à s'endormir mon calvaire avait repris, il s'était entièrement mis sur moi. Cette position était compromettante et je ne voulais pas prendre le risque que sa femme ni un membre de sa famille puisse nous trouvé dans cette position. Depuis que j'avais commencé ce métier je n'avais jamais fourni autant d'effort, je toute mes forces j'avais soulevé son épaule pour me redresser, afin réussi à me dégager, il m'avait mis son coude sur la cuisse. A ce moment, je ne pouvais lui en vouloir car, il n'était pas conscient de ce qu'il faisait, au moment que j'avais réussis à me dégager et remis le patient sur une bonne position, sa femme était rentrée dans la chambre. Ouf de soupir heureusement que j'avais évité un moment gênant, elle s'était assise, nous avions discuté sur le cas de mon mari et je lui avais donné de conseil à suivre puis elle était repartie. A peine la femme avait quitté la chambre, Idrissa était rentré, voyant le débit lent, il l'avait accéléré et il était sorti. Il jouait avec le feu surtout avec les chocs et le risque d'une hypervolémie. Cette fois ci sachant les risques, de ma propre chef, j'avais diminué le débit et pris le temps pour que l'organisme de mon patient assimile bien les médicaments. Idrissa n'était pas content mais je lui avais fait comprendre que je n'étais nullement pressée. A la fin du soin, j'avais fait le nécessaire en débranchant mon patient, je n'étais pas satisfait de ces maigres médicaments qu'il avait reçu mais qui étais 'je pour donner mon avais. Après avoir fait le nécessaire, Idrissa était venu dans la chambre pour prendre son sac, il en avait profité pour ramasser tous les boites, ampoules, flacons, bouteilles pour les mettre dans son sac, il me demandait à chaque fois si je n'avais pas laissé une notice trainait quelque part. Quand je l'avais vue fouillé tous les endroits de la chambre pour chercher l'ordonnance du patient, je ne comprenais pas son paranoïa mais avec un peu de réflexion, j'avais compris qu'il ne voulait pas que la famille du patient sache combien, il avait déboursé pour l'achat des médicaments étant donné qu'il avait demandé une somme de vingt-quatre mille cinq cent. Dans le même lot, je l'avais aidé à trouver l'ordonnance, c'était comme si un énorme poids lui avait était enlevé puis nous avions pris le chemin du poste. Sur la route, je n'avais pas manqué de lui faire la remarque que le traitement médicamenteuse ne suffisait pas mais il m'avait répondu que le lendemain, il s'en chargerait de lui en rajouté. Même si s'était sans compté sur moi car je ne voulais pas être complice d'un crime involontaire, j'espérais qu'Idrissa ne fasse pas de bêtise surtout mettant en danger la vie d'une personne. Avant d'entrer dans le poste de santé il m'avait dit qu'il me donnerait quelques choses en guise de mon travail, je savais que c'était de l'argent mais après tout ce que j'avais déboursé en énergie, je méritais d'avoir ma part sur le gâteau. Cet argent je ne voulais pas la recevoir car étant contre nature mais malgré mon accord je n'avais jamais pu l'avoir car Idrissa au lieu de me donner ma part étant donné que notre patient avait été évacué car sa glycémie était en hausse et qu'il n'avait jamais eu de traitement ni l'achat de médicaments au lendemain, il m'avait emprunté de l'argent. Je lui faisais confiance mais j'avais tort car il avait failli ne pas me rembourser en me faisant attendre. Dans mon fort intérieur, je savais que quelqu'un qui me faisait courir pour mon propre argent ne me donnerait pas mon dû pour le fruit de mon travail, je m'étais résolue à lui offrir par pitié ma part pour les soins mais pas pour l'argent qu'il m'avait emprunté. Arrivée au centre de santé, je ne pouvais m'empêcher de confier à Dibor ce qui venait de se passer. Elle n'était pas surprise de l'entendre car me disant que cette pratique était courante avec les apprentis de Samba, qu'ils prenaient des risques à son insu et qu'à plusieurs reprises Samba avait été convoqué par la police mais heureusement pour lui qu'il n'y avait jamais eu de mort. Selon elle, Samba ne payait pas ses apprentis mais à chaque cas à domicile, après avoir fait son diagnostic, il demandait à l'un de ses apprentis d'acheter des médicaments pour les soins et de se rendre sur place. Lors des soins, ils pouvaient facturer leur service ainsi que augmenter le prix des médicaments pour gagner leur vie. Je trouvais cette déclaration scandaleuse, cela m'avait ouvert les yeux de ce que je ne pouvais pas voir depuis que je vivais au centre de santé. Je me souvenais à mon premier visite à domicile, Demba m'avait remis une somme de deux mille franc que je croyais être un cadeau mais qu'en réalité que c'était ma part d'une arnaque. Auparavant, je ne pouvais pas croire que ce genre de pratique crapuleux pouvait se faire dans un endroit un village. Mains et pieds liés je ne pouvais rien faire contre cela. Ouvrant chaque jour les yeux, j'avais compris que cette affaire ne concernait pas seulement les apprentis de Samba mais aussi tout le personnel du poste de santé en l'occurrence la pharmacienne du poste. Les magouilles étaient tellement flagrantes que je pouvais m'en douter que quelques choses clochaient. Très souvent, Sokhna, la pharmacienne, après avoir vendu des médicaments aux patients, elle ne leur rendait pas l'ordonnance. A plusieurs reprise des patients me faisais la remarque qu'ils auraient besoin de l'ordonnance et que la pharmacienne du poste de santé ne les auraient pas remis après l'achat des médicaments prescrits. Je trouvais ce comportement bizarre venant de sa part mais à chaque fois, je les recommandés d'aller reprendre leur ordonnance car elle n'avait pas le droit de le gardé. Certains suivaient mon conseil et d'autres laissaient leur ordonnance là-bas. En temps normal dans les pharmacies de la ville cela ne se faisait pas et Sokhna le faisait le mystère devenait de plus en plus grande de ce qu'elle voulait faire de ces ordonnances. J'avais pu mener mes investigations sur ce sujet, sur la base d'un ordonnance que j'avais prescrit à un patient et que la pharmacie du poste de santé était fermé et qu'il avait dû s'en procurer à la pharmacie du village, j'avais remarqué une différence flagrante sur les prix. Le cout total des médicaments prescrits achetés à la pharmacie du village était trois fois ou quatre fois bien plus moins cher que celle de la pharmacie du poste de santé. J'étais choqué que la pharmacienne pourrait gagner pour chaque ordonnance de dix mille franc une somme de quinze mille franc. Je comprenais le pourquoi qu'elle maintenait l'ordonnance des patients car elle ne voulait pas que cela puisse être une preuve en cas de contre-expertise auprès du pharmacien du village. Je comprenais pourquoi, elle n'écrivait pas de prix sur l'ordonnance, je comprenais qu'elle faisait tout pour reprendre les ordonnances qu'elle avait mis des prix sur chaque médicament, je comprenais pourquoi le pourquoi dans la pharmacie du poste de santé, les boites de médicaments n'avaient pas d'étiquettes de prix, je comprenais le pourquoi il y avait des traces d'étiquettes sur les médicaments du poste de santé. Je comprenais beaucoup de choses sur comment fonctionner un poste de santé, pour eux cela était naturel, tout le monde arnaquait pour s'en sortir. Cette réalité était bien triste mais telle étaient les dessous d'un poste de santé, où les morts étaient pris le plus souvent, voir tout le temps pour des morts naturels au lieu d'une erreur médicale ou un manque de compétence du personnel de santé. Souvent nous entendions dire dans les médias que telle personne s'était prise pour un personnel de santé mais dans les postes de santé cela était un fait car la plupart des prises en charge consultation et soin étaient assuré par des personnes qui n'avaient jamais effleuré les bancs d'une école n'en parlons pas d'une école de santé. En termes d'émotion, j'étais sortie de mon zone de confort et l'heure était pour moi de plier bagage pour rentrer chez moi. Pas comme celui d'Anne Sophie, notre retour était un peu plus spécial car Fodé qui fréquentait en dessous Ramsès, avait invité sa nouvelle prétendante dans un restaurant sur le chemin pour prendre le petit déjeuner avant de rentrer. Ramsès ne voulait pas rentrer toute seule et m'avait proposé le deal de se faire un petit déjeuner avant de rentrer. Qui était-ce pour refuser une telle romance avec un petit déjeuner royale. Sur la route arrivée sur la gare, j'avais un retour amer d'avoir pris cette décision de ne pas rentrer directement. Avec nos valises, nous nous étions mis à l'ombre pour attendre Fodé ; il avait tellement duré que je pouvais l'étrangler si le petit déjeuner n'était pas de taille. Sur place en l'attendant Ramsès me confiait ne jamais pouvoir composer avec un tel homme et qu'elle le laissé seulement perdre son temps. Enfin il était venu mais nos malheurs se s'arrêtaient pas là car il avait changé et voulait-nous amené dans la maison d'un ami pour qu'on puisse découvrir son lieu de petit garçon libre. J'avais regretté cette invitation mais je savais que devant moi, il ne ferait rien d'immoral. L'attente avait été longue mais cela valait le coup car de toute au long de ma vie il ne m'était jamais arrivé cela, le fait de manger de la viande grillée et chaud le matin comme petit déjeuner. Il avait tapé fort mais dans le moment cela ne m'impressionnait guerre car je me sentais de trop dans la petite chambre qu'il nous avait accueillis. J'avais mangé et bu, faisant semblant que j'avais reçu un appel j'avais laissé les tourtereaux seules pour aller dépenser mon argent dans le marché. J'y étais restée pendant dix minutes et j'avais pris le chemin du retour. Sur le chemin j'avais dû penser que Ramsès m'aurait détesté en la laissant seul avec Fodé mais que pouvais 'je faire étant donné que je ne voulais pas être un obstacle. Arrivée devant la porte je les avais trouvé dehors mais n'avait pas l'ère de m'attendre alors je tombais à pic pour prendre mes affaires avec Ramsès pour se remettre en route. J'avais passé un excellent début de matinée, avec un petit déjeuner royal et des frais de voyage exonérés par Fodé. La voiture était à quatre place dont trois occupés, le chauffeur m'avait conduit jusqu'à devant la porte de chez moi et fait descendu mes valises. Je respirais un nouvel air avec moins de stress pour deux jours. Mais c'était trop beau pour être réel car l'école nous avait fait appeler, je ne pouvais m'empêcher de ressentir pour cette école qui nous a laissé tomber à la dernière minute pour venir nous demander des comptes. Beaucoup d'étudiants avaient été refoulé de leur lieu de stage parce que la direction n'avait pas averti les responsables de postes, certains leur responsable de stage les avait demandé de l'argent de l'argent en échange de leur encadrement, certains la supervision n'avait pas été faite dans leur lieu de stage. Pour un stage nous avons été face à plusieurs problèmes cela prouve la médiocrité de ce qui se disent compétents mais qui sont seulement à la recherche de profit et rien d'autre. Mon retour avait été difficile mais comme d'habitude, avec cette école le choix ne m'avais pas été laissé de digérer de par quoi j'étais passé. Pour vous dire la vérité un stage dans un poste de santé était de loin un stage hospitalier car nous donnons beaucoup de nous-même que ce soit mentalement ou physiquement. Avant ce stage je n'avais autant réfléchi à ma vie et à mes projets professionnels, je savais que j'avais changé, je n'étais plus la personne faible un mois en avant, une personne qui se voilait les yeux pour ne pas affronter la réalité, je n'étais plus la personne qui vouait un culte à des personnes, j'étais devenue une personne qui pensait plus à soi qu'aux autres. Certaines expérience nous change à vie et j'avais changé à vie. J'avais laissé mon passé derrière moi pour mieux prétendre le futur et vivre mon présent.

Quelques jours plus tard, je croyais que le chapitre du poste de santé était clos mais Fodé avait repris le dessus car il voulait conquérir le cœur de Ramsès. Encore je me retrouvais au milieu d'une affaire de cœur, franchement je n'étais pas la meilleure amie de cette fille pour intervenir ni la convaincre d'aimer une personne qu'elle n'aimait pas. Fodé était prêt à mettre le cout pour avoir Ramsès à condition qu'elle accepte ses avances. Je connaissais les intentions de Fodé mais moi je n'étais pas une proxénète qui mettait une fille sur un plateau d'argent pour l'offrir à un homme. Joueuse était tout à fait moi, si je ne pouvais pas avoir l'un un peu de divertissement ne me ferait pas de mal. J'avais épuisé ma salive dans cette histoire et comme récompense j'avais planifié une sortie au glacier pour nous désaltérer au frais de Fodé. A condition que Ramsès soit présent, il était d'accord, c'était la dernière fois que je lui avais parlé. En somme s'était mieux que cette histoire se soit passé ainsi car ce qu'il voulait s'été profité de Ramsès car elle était une femme divorcée. Les jours passèrent et passèrent au calme, très occupée avec l'enchainement des examens pour la fermeture de l'école. Quant au poste de Santé Samba avait été affecté et il avait quitté le poste en laissant les autres là-bas mais son affectation avait été pour le mieux car il s'était réconcilié avec sa femme Katy. Parait-il, il n'était plus responsable d'un poste de santé mais infirmier dans un hôpital, il avait loué une maison et avait fait venir sa femme Katy en état de grossesse et son fils. J'étais content pour lui car partir de ce poste de santé lui avait apporté plus qu'il en avait perdu car la famille était la base et qu'il ne l'avait pas avant. Quant à Betty, la petite copine de Samba, elle avait trouvé chaussure à son pied, elle s'était mariée et je l'avais appris de son amie depuis peu Ramsès qui s'était rendue à la cérémonie. Du côté de Dibor, elle avait quitté le poste de santé pour se rendre dans une autre région avec sa fille. Demba avait rejoint Samba, Idrissa était resté dans le poste et Rama était restée au poste à côté de Rabia la sage-femme. Pour une fois une fin heureuse, Diarra, l'agent de santé communautaire s'était remariée et avait quitté le poste de santé pour rejoindre sa maison conjugale en ville.

Fort sont les dessous d'un poste de santé mais les personnes n'en demeure spéciale selon leur histoire et leur façon d'être.

Table des Matières

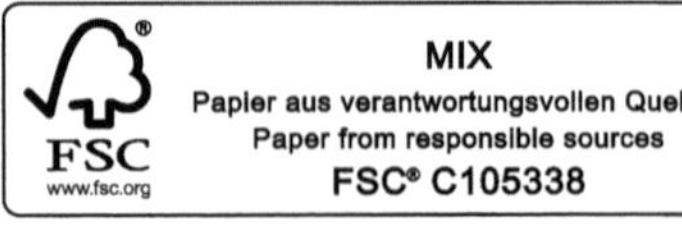

Printed by Books on Demand GmbH, Norderstedt / Germany